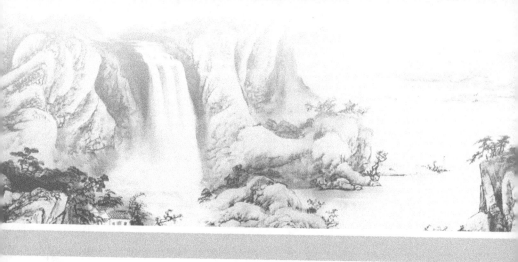

中医体质养生手册

杨思进　王益平　主编

科学出版社

北京

内 容 简 介

体质是人类在生长、发育过程中所形成的与自然、社会环境相适应的人体个性特征。本书详细介绍了中医体质基本类型、表现、养生保健原则,以及在日常生活中如何根据自己的体质进行调节。

本书既可作为中医科研工作者的参考读物,也适用于广大群众,特别是中老年人自修学习,从而实现健康管理。

图书在版编目(CIP)数据

中医体质养生手册 / 杨思进,王益平主编. —北京:科学出版社,2020.10
ISBN 978 - 7 - 03 - 066499 - 0

Ⅰ. ①中… Ⅱ. ①杨… ②王… Ⅲ. ①体质-关系-养生(中医)-手册 Ⅳ. ①R212 - 62

中国版本图书馆 CIP 数据核字(2020)第 205271 号

责任编辑:陆纯燕 / 责任校对:谭宏宇
责任印制:黄晓鸣 / 封面设计:殷 靓

科学出版社 出版
北京东黄城根北街 16 号
邮政编码:100717
http://www.sciencep.com

南京展望文化发展有限公司排版

广东虎彩云印刷有限公司印刷
科学出版社发行 各地新华书店经销

*

2020 年 10 月第 一 版 开本:A5(890×1240)
2024 年 8 月第二次印刷 印张:5 7/8
字数:126 000
定价:38.00 元
(如有印装质量问题,我社负责调换)

《中医体质养生手册》编委会

主 编

杨思进　王益平

副主编

徐厚平　陈孟利　刘晓燕　李素莲　汪建英

编 委

（按姓氏笔画排序）

王丽霞	王饶琼	王益平	文艺苓	方　芳	方　琳	卢兴凤
代　艳	白　雪	冯会蓉	冯　莉	任　维	任丽莉	刘　平
刘　丽	刘　念	刘　祎	刘　莉	刘佳利	刘孟楠	刘晓燕
汤　润	许　真	牟　琳	巫玉兰	李　乐	李　洋	李小红
李文龙	李亚琴	李素莲	李银银	杨　雪	杨　静	杨　燕
杨有平	杨廷富	杨思进	吴　晓	何清位	余佳栖	邹学敏
汪建英	沈　月	张　艳	张　娟	张志鸿	陈　凤	陈　丽
陈兰兰	陈宗玉	陈孟利	苟　雪	林　勇	陈　易	罗　钢
罗江勤	罗雪婷	金宗英	周　辰	周　霜	周仲芳	周佳星
姚　菲	莫宇滕	徐　奎	徐　锋	徐厚平	郭　静	郭梦菲
唐　妮	黄明桂	董　丽	董艳丽	蒋　婷	韩　梅	傅　静
曾彩琼	谢林林	谢艳玲	蒲玉婷	蒲清荣	赖晓玲	谭　艳
熊柳林	魏　艳	魏　莉				

序

参编《中医体质养生手册》，感悟颇多，旨为辨别体质进行调养，宣讲现代健康管理理念，为中医药的继承和发扬再添新衣。

体质学说作为中医养生的重要内容，其思想源远流长，古籍中多有记载："人之寿夭各不同"（《灵枢·天年》），"筋骨之强弱，肌肉之坚脆，皮肤之厚薄，腠理之疏密"（《灵枢·论痛》）等。体质禀赋于先天，受后天多因素影响，决定着致病因素的易感性和倾向性。偏颇体质是为"源"，外在之症乃是"流"，体质辨识养生必须截其"源"才能塞其"流"。因此，基于"体质可调"理论，发挥中医体质辨识养生在养生中的独特价值，辨"其形之肥瘦"，以"调其气之虚实"，同时重视"三因制宜"，通过体质纠偏，促进健康平和质，使机体阴平阳秘，精神乃治，从而长生久视，颐养天年。

体质辨识养生是多环节、多因素、系列性的过程，可分三部分。

第一是辨识体质：通过中医四诊，望而辨体、闻而查体、问而识体、切而知体，辨识人体在脏腑、气血、阴阳等方面的体质状态。

第二是确立法则：在体质辨识基础上"以偏纠偏""寒者热之,热者寒之"(《素问·至真要大论》),"形不足者,温之以气；精不足者,补之以味"(《素问·至真要大论》),以指导养生法则的制定,如"劳神者常养其心,劳倦者常补其脾,多怒者常养其肝血,多饮者长清其肺热"。

第三是制定方案：基于养生法则,结合实际制定养生方案,并根据实际实施及时调整方案。如传统运动养生方法中,道家健身术,如五禽戏、八段锦等；佛家健身术,如易筋经、少林拳、禅密功等,都已被证明是很有效的养生方法。

本书内容追溯了中医体质的发展历程,并对不同中医体质养生方法做了详尽的阐述,条理清晰、内容丰富。本书详细列举不同中医体质的情志、饮食、穴位等方面的养生方法；穴位定位配有明确的图谱；同时包含许多切实、中肯、独到的论述,对初学者来说言简意赅、使用方便,也是长期从事中医临床之人全面认识中医体质及养生、提高能力素养的佳作。

"人命至重,有贵千金,一方济之,德逾于此。"作为中华民族的伟大创造,中医不仅是中国古代科学的瑰宝,也凝结着中华民族几千年来的健康理念和医者仁术。吾辈当穷致天人之理,精思竭虑于古今之书,造福于人。

是为序,荐之。

杨思进

2020 年 4 月

目　录

序

第一章　中医体质的概述与分类　001

第一节　中医体质概述　001

一、体质的概念　001

二、中医体质理论的形成
与发展　002

三、中医体质的基本原理
004

四、中医体质的三个关键
问题　006

第二节　中医体质的分类与
特征　008

一、古代体质类型学说
008

二、中医体质分类的方法
与体质特征　009

第三节　中医体质养生法
016

第二章　中医体质养生　021

第一节　平和质养生　025

一、生活起居　025

二、情志调护　027

三、饮食养生　028

四、中医保健方法 035
五、运动养生 042

第二节 痰湿质养生 046

一、生活起居 046
二、情志调护 047
三、饮食养生 047
四、中医保健方法 053
五、运动养生 058

第三节 湿热质养生 060

一、生活起居 060
二、情志调护 061
三、饮食养生 062
四、中医保健方法 066
五、运动养生 071

第四节 阴虚质养生 075

一、生活起居 075
二、情志调护 076
三、饮食养生 077
四、中医保健方法 081
五、运动养生 086

第五节 阳虚质养生 089

一、生活起居 089
二、情志调护 090
三、饮食养生 090
四、中医保健方法 096

五、运动养生 100

第六节 血瘀质养生 103

一、生活起居 103
二、情志调护 104
三、饮食养生 104
四、中医保健养生 112
五、运动养生 117

第七节 气虚质养生 118

一、生活起居 118
二、情志调护 119
三、饮食养生 120
四、中医保健方法 125
五、运动养生 129

第八节 气郁质养生 132

一、生活起居 132
二、情志调护 132
三、饮食养生 133
四、中医保健方法 140
五、运动养生 143

第九节 特禀质养生 147

一、生活起居 147
二、情志调护 148
三、饮食养生 149
四、中医保健方法 156
五、运动养生 158

第三章　**基本养生功法**　161

第一节　24 式简化太极拳
　161
　一、功法口诀　161
　二、注意事项　162
第二节　五禽戏　164
　一、功法口诀　164
　二、注意事项　165
第三节　八段锦　166

　一、功法口诀　166
　二、注意事项　167
第四节　六字诀　168
　一、功法口诀　168
　二、注意事项　169
第五节　中华经脉功　170
　一、功法口诀　170
　二、注意事项　170

主要参考文献　172

第一章
中医体质的概述与分类

第一节　中医体质概述

一、体质的概念

大千世界，为什么三伏天有的人要穿长袖衬衫，还怕吹空调？为什么有的人冬天喜欢吃雪糕？为什么有的人总是觉得喉咙里有痰，平时脸上油还多？为什么有的人身上总是莫名其妙地出现瘀斑？为什么有的人早上一睁开眼就要先打十来个喷嚏？为什么有的人对很多东西过敏？

随着人类社会的日益繁荣与工作生活压力的增大，类似这样的人群越来越多。这类人群虽西医检查的各项生理指标都无异常，却总是感觉身体不舒服。这是体质出了问题，如果体质问题没得到解决，那他们所感受到的不适就不会从根本上得到缓解。

那么，什么是中医体质呢？

体质是指人类个体在生命过程中，由遗传性和获得性因素所决定的表现在形态结构、生理机能和心理活动方面，综合的、相对稳定的特性[1]。体质禀受于先天，并受后天影响。先天禀赋决定着个体体质的相对稳定性和个体体质的特异性,先天之精是体质先天禀赋形成的物质基础;后天之气对人体不断的调节作用则是体质动态可变性的物质基础。

体质现象是人类生命活动的一种重要表现形式,不同的体质特征不仅决定了机体的形态结构、心理特征,还决定了人类在生命进程中的发病倾向。调摄适宜者,则可弥补先天因素的不足,使体质由弱变强;调摄不当者,虽先天禀赋充足,也可因过度损耗,使体质由强变弱。中医体质养生与预防就是在中医理论的指导下,针对个体不同的体质特征,通过合理的心理护理、饮食调养、起居调护、运动锻炼,并重视未病先防、既病防变、防治亚健康等措施,从而改善体质,强壮体魄,提高人体对环境的适应能力,以预防疾病,从而达到健康长寿目的[2]。

二、中医体质理论的形成与发展

(一)先秦至西汉时期(《黄帝内经》中医体质理论的初步形成)

秦汉时期,中医体质学理论的初步形成,《黄帝内经》是论述中医体质现象最早、最全面的一部医学文献。在《灵枢·通天》中,按人的性格、心理、精神在生理范围内的偏阴偏阳,将不同体质划分为多阴无阳的太阴之人,多阴少阳的少阴之人,多阳无阴的太阳之人,多阳少阴的少阳之人及阴阳之气和的阴阳和平之人五种类型[3]。

(二)东汉时期(中医体质理论临床应用的初步开创)

东汉末年,张机在《伤寒杂病论》中按照三阴三阳将体质分为太阳之人、阳明之人、少阳之人、太阴之人、少阴之人、厥阴之人。同时提到了疾病与体质的关系：① 体质因素决定疾病多样性;② 体质因素决定发病类型复杂性;③ 体质因素决定了疾病的治疗和转归。

在《伤寒杂病论》的"辨证论治"体系中，始终贯穿着以体质为本，以人体自身对病邪的抵抗力，从而发挥人体自疗能力为本的原则。《伤寒杂病论》还认为，在相同的致病因素下，体质的差异决定了发病与否，即如果人的体质虚弱，机体的防御功能和免疫能力低下，就易感受外邪而发病[3]。

（三）明清时期（中医体质理论进一步的丰富和发展）

至明清时期，温病学家从温热病学角度，对体质与温热病的关系做了新的阐述。同时，温病学家在对体质与内、外伤杂病的辨识与治疗关系上有了进一步认识。各医家在这两方面都从不同的角度理解，使中医体质理论在此基础上得到了进一步的丰富和发展。

（四）现代（中医体质学理论体系构建、发展和不断完善）

20 世纪 70 年代，王琦教授团队开始从事中医体质学说的相关研究，并逐步确立了中医体质理论体系，提出了体质四项基本原理：体质过程论、心身构成论、环境制约论和禀赋遗传论，它们共同奠定了中医体质研究的出发点和理论背景。①"王琦中医体质九分法"，包括平和质、气虚质、阳虚质、阴虚质、痰湿质、湿热质、血瘀质、气郁质、特禀质等 9 种基本类型，不同体质类型在形体特征、生理特征、心理特征、病理反应状态、发病倾向等方面各有特点。②"三辨理论"，包括辨体、辨病、辨证诊疗模式等，这些都充分体现了以人为本，因人制宜的思想。

三、中医体质的基本原理

（一）体质过程论

体质不是一成不变的，随着人体的生命进程，在不同的年龄阶段会呈现出与之相应的体质特征。人体发展的过程表现为若干阶段，幼年（稚阴稚阳）→青年（气血渐盛）→壮年（气血充盛）→老年（五脏气衰），其中每个阶段的体质特性也有相应的差异，这些不同的体质阶段依机体发育的程序相互连续，共同构成个体体质发展的全过程。科学研究表明，平和质的分布随着年龄的增长一般呈"低高低"（两低一高）的分布状况。阴虚质、气郁质、湿热质、特禀质常见于15~24岁年龄段的人群；平和质常见于25~44岁年龄段的人群；阳虚质、气虚质等常见于45岁以后的年龄段人群。随着年龄增长，平和质比例逐渐减少，偏颇体质呈逐渐增加的趋势。因此，在生命的不同阶段，要注意了解各阶段体质养生的特点。

（二）心身构成论

体质是特定躯体素质与一定心理素质的综合体，是中医"形神统一"思想在中医体质学说中的具体体现，这个思想在中医体质学说中也是一个突出的特色。

心身构成论的主要观点是体质是由特定躯体素质与相关心理素质的综合体，两者之间的联系是稳定性与变异性的统一[3]。不同的体质类型表现出不同的人格特征，平和质人群性格开朗，个性较稳定，对待问题处变不惊；气郁质人群性格内向，而且对事情高度敏感，经常胡思乱想，斤斤计较，容易出现抑郁症状。因此，在体质养生的过程中需注重躯体功能与情绪状态的调节。

（三）环境制约论

个人身处的环境（自然环境和社会环境）对体质的发生发展始终起着制约作用。不同的气候、地理环境会对体质类型产生影响，如东部和北部，阳虚质、气虚质较常见；西部，气虚质、痰湿质、阴虚质较常见；南部，湿热质较常见。不同的饮食起居、生活习惯也会对体质产生影响，如阳虚质人群喜欢吃热的食物，阴虚质人群爱吃凉食，痰湿质人群喜欢油腻、重口味的食物。晚睡晚起或睡眠不规律、吸烟饮酒和缺乏运动锻炼都会增加形成痰湿质的风险。此外，季节变迁或民俗、宗教等社会文化因素对人类体质的形成和发展也有影响。

随着社会的进步，人们生活水平得到了进一步的提高，人们的体质也发生了相应的变化，各种慢性病如肥胖症、糖尿病、冠心病、高血压等成为人群中常见的疾病。这些疾病出现之前，常伴有体质的改变，因此促使我们采用体质养生法来预防和控制慢性疾病。

（四）禀赋遗传论

《灵枢·寿夭刚柔》云："人之生也，有刚有柔，有强有弱，有短有长。"人的体质是在先天遗传和后天因素的共同作用下形成的，先天遗传是造成个体体质不同的内在因素，是体质形成和发展变化的重要因素。父母的身体状况、生育年龄均会直接影响子女的体质状况。不同性别的个体，体质形成和转变的规律也存在差异。因此，鼓励适龄生育和母乳喂养，孕妇在怀孕期间注意劳逸结合，保持平和心态，顺应四时。

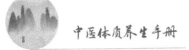

四、中医体质的三个关键问题

(一) 体质可分论

中医学认为形神相关,阴阳、气血、津液均是生命的物质基础,而体质现象即阴阳、气血、津液盛衰变化的反应状态,因而能从中医体质学角度进行分类。王琦教授基于中医学理论将体质分为平和质、气虚质、阳虚质、阴虚质、痰湿质、湿热质、血瘀质、气郁质、特禀质九种不同的体质类型。根据"体质可分论",可以了解不同地区、不同年龄、不同职业人群的体质状态,为机体个性化养生方案的制定提供了依据。

(二) 体病相关论

每个人体质的形成都具有不同的遗传背景和社会生活环境,它与许多特定的疾病存在着一定的关系。体质状态反映正气强弱、抵抗力大小,同时决定了个体的身体状况、是否发病及发病类型。研究发现,痰湿质、湿热质是糖尿病、高脂血症、高尿酸血症等代谢性疾病的高危体质;阳虚质与胃肠道疾病密切相关;阴虚质容易发生中风;血瘀质、气郁质是月经不调、妇科炎症和妇科肿瘤等疾病的主要体质类型和危险因素;特禀质与机体过敏反应息息相关。因此,注重体质调养,是预防疾病发生的有效途径。

(三) 体质可调论

《黄帝内经》认为,人体体质的形成秉承于先天,得养于后天。它既受先天遗传及胎养因素影响,又与后天的自然环境、饮食结构、性别、年龄、社会环境、心理状态等有密切的联系[4]。根据这种可以变化的特性,可进行针对性的调理,使各种偏颇体质转化为平和状态。例如,在王琦教授九分类中,湿热质属于偏颇体质的其中一类,极易患痤疮、口腔溃疡、女子带下等妇科疾病、男子前列腺疾病等,但是通过及时调理体质,可以预防和治疗相关疾病,将偏颇体质调整为健康的平和质,达到未病先防的目的,即"体质可调论"[5]。

第二节　中医体质的分类与特征

一、古代体质类型学说

（一）五行学说

五行学说是中医基础理论体系的重要组成部分。该学说认为世界上的一切事物,都是由木、火、土、金、水五种基本物质运动变化而生成的。同时,还以五行之间的生克关系来阐释事物之间的相互联系,认为任何事物都不是孤立、静止的,而是在不断地相生、相克的运动之中维持着协调平衡[3]。

（二）阴阳学说

阴阳属于中国古代的哲学范畴,阴阳学说认为世界是一个整体,宇宙间一切事物都存在着阴阳的对立统一,且事物的发生、发展及变化,都是阴阳对立统一的结果。所以阴阳应用于中医学领域,并成为中医学理论体系的基础理论核心[6]。

《灵枢·通天》中根据阴阳含量的多少,并结合个体的行为表现、心理性格及生理功能等将体质分为五类[4]。

（三）藏象学说

"藏"是指隐藏于人体内部的脏腑器官组织等,"象"是指表现于外的征象。所谓藏象学说是指研究脏腑经脉形体官窍的形态结构、生理活动规律及其相互关系的学说[4]。

藏象学说以五脏为主体,外应五方、五季、五气、五味,内系六腑、五体、五官、五志等形成五个功能系统。

（四）情志学说

《黄帝内经》初步建立了情志学说的理论框架,并将情志与脏腑的关系,情志致病及治疗方法进行了具体阐述[7]。根据情志学说,将生病的原因分为五类:① 形乐志苦,身体舒适而精神忧苦,一般以养尊处优者、有志难伸者居多。② 形乐志乐,指外无形体之累,内无忧患之苦,无论肉体还是精神,都非常舒适的人。③ 形数惊恐,长期情志不安,因为恐惧等原因,造成精神长期高度紧张,从而导致经络阻塞,气血瘀滞不通。④ 形苦志苦,既劳心又费力,肉体辛苦而又心志不宁,身心两方面同时受到损害和束缚。⑤ 形苦志乐,他们生活条件不大好,但是精神上挺满足的,用现代语言来形容,就是"苦中作乐"的那类人[8]。

（五）精气血津液学说

精、气、血、津液是构成人体生命和活动的基本物质,是脏腑、经络等组织器官进行生命活动的物质基础。精、气、血、津液的正常与否,会影响人体体质的改变,精、气、血、津液的改变是形成不同体质类型的重要因素[9]。

（六）经络学说

经络是经脉和络脉的总称。经,有路径之意,经脉贯通上下,沟通内外,有十二经脉、奇经八脉学说;络,有网络之意,分为别络、孙络、浮络。在中医体质养生中不同体质可以通过不同的经络拍打达到一定的保健效果。

二、中医体质分类的方法与体质特征

（一）王琦中医体质九分法

体质分类中比较有代表性有匡调元的六分法、母国成的九

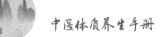

分法、何裕民的六分法、田代华的十二分法、王琦的九分法等。目前,关于体质分类以王琦教授的体质九分法最具影响,认为从中医学上讲,阴阳、气血、津液是构成人体的三大物质基础,而阴阳、气血、津液在人体内的盛衰虚实变化,导致了个体体质的差异,这也是进行中医体质分类的基础[8]。

王琦教授在其原有的七分法基础上,增加了气郁质和特禀质,概括为九分法,即平和质、气虚质、阳虚质、阴虚质、痰湿质、湿热质、血瘀质、气郁质、特禀质,并制定了《中医体质量表》和《中医体质分类判定标准》[10]。

(二)中医体质的分类与判定标准

在王琦教授的体质九分法的基础上,中华中医药学会于2009年制定并实施的中医体质分类与判定标准,归纳出中医体质的9种基本类型、中医体质类型的特征[11]。

1. 平和质(健康派)　　平和质是最稳定的、最健康的体质类型。一般产生的原因是先天禀赋良好,后天调养得当。平和质以体态适中、面色红润、精力充沛、脏腑功能状态强健壮实为主要特征的一种中医体质养生状态。具体分类特征见表1-1。

表1-1　平和质特征

总体特征	阴阳气血调和,体态适中、面色红润、精力充沛等
形体特征	匀称健壮
常见表现	面色润泽,头发稠密有光泽,精力充沛,耐受寒热,睡眠良好,胃纳佳,二便正常,舌淡红,脉和缓有力
心理特征	性格随和开朗
发病倾向	较少
对外界环境适应能力	强

2. 气虚质(气短派)　　气虚是指身体内气体的推动、防御等功能减弱,各脏腑的功能和免疫力低下而导致的一系列症状甚至疾病。气虚质人群主要表现为疲乏,气短,出汗,说话声音低弱,耐力较差,易患感冒、内脏下垂等病。具体分类特征见表1-2。

表1-2　气虚质特征

总体特征	元气不足,疲乏、气短、自汗等气虚症状
形体特征	肌肉松软不实
常见表现	平素语音低弱,气短懒言,易疲乏,易出汗,舌边有齿痕,脉弱
心理特征	性格内向,不喜冒险
发病倾向	易患感冒、内脏下垂等病;病后康复缓慢
对外界环境适应能力	不耐受风、寒、暑、湿邪

3. 阳虚质(怕冷派)　　阳气即人体中能量或热量。阳虚指身体中阳气不足,失于温煦,以畏寒怕冷,肢体不温为主要特征的体质状态。阳虚质一般女性偏多,主要表现为怕冷,手足冰凉,即体内阳气不足,身体就像冬天少了火炉的房间,从里到外的冷[12]。例如,在三伏天,正常体质者开空调就觉得舒服,阳虚质人群却要裹着长衫,不敢吹空调。具体分类特征见表1-3。

表1-3　阳虚质特征

总体特征	阳气不足,畏寒怕冷、手足不温等虚寒症状
形体特征	肌肉松软不实
常见表现	平素畏冷,手足不温,喜热饮食,精神不振,舌淡胖嫩,脉沉迟
心理特征	性格多沉静、内向

续　表

| 发病倾向 | 易患痰饮、肿胀、泄泻等病;感邪易从寒化 |
| 对外界环境适应能力 | 耐夏不耐冬;易感风、寒、湿邪 |

4. 阴虚质(缺水派)　　阴虚质是由于体内津液、精血等阴液亏少,以阴虚内热等表现为最主要特征的体质状态。阴虚质人群最大的特点就是体形偏瘦,缺水急躁。具体分类特征见表1-4。

表1-4　阴虚质特征

总体特征	阴液亏少,口燥咽干、手足心热等虚热症状
形体特征	偏瘦
常见表现	手足心热,口燥咽干,喜冷饮,大便干燥,舌红少津,脉细数
心理特征	性情急躁,外向好动,活泼
发病倾向	易患虚劳、失精、不寐等病;感邪易从热化
对外界环境适应能力	耐冬不耐夏;不耐受暑、热、燥邪

5. 痰湿质(体胖派)　　痰湿是体内黏滞重浊的非正常物质,是人体津液代谢障碍的病理产物。痰湿质人群主要表现为痰多、腹部肥满松软、面部油脂分泌较多,多汗而黏等。此外,痰湿质人群喜食肥甘厚味之品,易患高血压、糖尿病、中风、冠心病等慢性非传染性疾病。具体分类特征见表1-5。

表1-5　痰湿质特征

| 总体特征 | 痰湿凝聚,形体肥胖、腹部肥满、口黏苔腻等痰湿症状 |
| 形体特征 | 形体肥胖,腹部肥满松软 |

常见表现	面部皮肤油脂较多,多汗且黏,胸闷,痰多,口黏腻或甜,喜食肥甘甜黏,苔腻,脉滑
心理特征	性格偏温和、稳重,多善于忍耐
发病倾向	易患糖尿病、中风、冠心病等病
对外界环境适应能力	对梅雨季节及湿重环境适应能力差

6. 湿热质(长痘派) 湿热质与痰湿质有些相似,都是体内水液代谢出现障碍,造成水湿内停。不同的是,湿热质人群由于各种原因,体内产生过多的热量而成为火邪。湿热质人群主要特征为满脸长痘,口舌生疮,甚至背后、臀部也起小疖肿,同时还有性格急躁易怒等常见表现。具体分类特征见表1-6。

表1-6 湿热质特征

总体特征	湿热内蕴,面垢油光、口苦、苔黄腻等湿热症状
形体特征	中等或偏瘦
常见表现	面垢油光,易生痤疮,口苦口干,大便黏滞不畅或燥结,小便短黄,舌偏红,苔黄腻,脉滑数
心理特征	易心烦气躁
发病倾向	易患疮疖、黄疸、热淋等病
对外界环境适应能力	对夏末秋初湿热气候,湿重或气温偏高环境较难适应

7. 血瘀质(长斑派) 血瘀质是指体内有血液运行不畅的潜在倾向或瘀血内阻的病理基础,以瘀血为主要表现特征的体质状态。例如,血瘀质人群如果不小心磕到身体某个部位,被磕的部位很快会出现一大块青紫色,这些瘀青常常神秘安静地出现,又悄悄地消失[12]。具体分类特征见表1-7。

表 1-7 血 瘀 质 特 征

总体特征	血行不畅,肤色晦暗、舌紫暗等血瘀症状
形体特征	胖瘦均见
常见表现	肤色晦暗、色素沉着,容易出现瘀斑,口唇暗淡,舌暗或有瘀点,舌下络脉紫暗或增粗,脉涩
心理特征	易烦、健忘
发病倾向	易患癥瘕、痛证、血证等
对外界环境适应能力	不耐受寒邪

8. 气郁质(郁闷派)   气郁质是由于长期情志不畅或其他原因导致的体内气机郁滞,进而影响全身脏腑功能协调的体质特征。气郁质人群主要表现为急躁、易怒、愤世、自责等,有"乖戾"一词,即用来形容这种犹如戾气爆发般的情绪失控[12]。具体分类特征见表 1-8。

表 1-8 气 郁 质 特 征

总体特征	气机郁滞,神情抑郁、忧虑脆弱等气郁症状
形体特征	以瘦者居多
常见表现	神情抑郁,情感脆弱,烦闷不乐,舌淡红,苔薄白,脉弦
心理特征	性格内向不稳定、敏感多虑
发病倾向	易患脏躁、梅核气、百合病、郁证
对外界环境适应能力	对精神刺激适应能力较差;不适应阴雨天气

9. 特禀质(过敏派)   一般将容易发生过敏反应和过敏性疾病,而又找不到发病原因的人,称为过敏体质,此即特禀质。特禀质人群由于身体过于敏感,一旦季节变迁、环境变化、接触了某些过敏原,免疫系统就会立即反抗,不是皮肤红疹,身热困

倦,就是喷嚏连天,涕水连连[13]。具体分类特征见表1-9。

表1-9 特 禀 质 特 征

总体特征	先天失常,生理缺陷、过敏反应等
形体特征	先天禀赋异常者或有畸形、有生理缺陷
常见表现	① 有生理缺陷过敏体质者常见哮喘、咽痒、鼻塞、喷嚏等;② 有垂直遗传性、先天性、家族性特征;③ 具有母体影响胎儿个体生长发育及相关疾病特征
心理特征	随禀质不同情况各异
发病倾向	① 过敏体质者易患哮喘、荨麻疹及药物过敏等;② 遗传性疾病如血友病、先天愚型等;③ 胎传性疾病如五迟、五软、胎痫等
对外界环境适应能力	对易过敏的季节适应能力差,易引发宿疾

第三节 中医体质养生法

中医体质养生与预防就是在中医理论的指导下,针对个体不同的体质特征,通过合理的心理护理、饮食调养、起居调护、运动锻炼,并采用未病先防、既病防变、防治亚健康等措施,改善体质,强壮体魄,提高人体对环境的适应能力,以预防疾病,从而达到健康长寿的目的[2]。

中医体质学认为,一般人群中具有不同的体质类型。许多研究证实,人群中个体体质类型与地理环境、性别、年龄、饮食、情志、生活方式、职业等诸多因素之间存在相关性。因此,应根据不同的体质,采用相应的养生方法和措施。

(一)养生须先辨清个人体质

人与人的体质不同,养生需要个性化,即使同一种疾病,也不能将别人的养生方法随便拿来套用。因为从父母精卵结合的那一刻开始,就注定了先天体质,先天遗传的东西是不能改变的;同时,体质也是人类在生长发育中所形成的与自然、社会环境相适应的人体个性特征,这些后天环境因素形成了体质的差异性。因此,在进行体质养生时,不能盲目跟风,应根据不同的体质状态,进行个性化保健。例如,大家一起去野外露营,为什么回来后有的人感冒,而有的人却一点事都没有呢?这就是因为体质的不同决定了对某些病因和疾病的反应不同。

（二）地理环境对体质的影响

俗话说"一方水土养一方人"，这不仅指生活习俗、文化上的差异，也包含当地居民体质上的差异。地理环境因素对体质类型具有重要影响，生活在不同地域的人群，其体质类型分布会有所不同，这与气候、水质和饮食习惯不同等有关。例如，广东省以亚热带海洋性季风气候为特点，夏长冬短，高温多雨，容易形成湿热质[14]；东北地区冬季长、春秋气温比较低，阳气易损，容易形成阳虚质；西部地区多风、干燥、强紫外线辐射等特殊气候环境，容易形成阴虚质[15]。

环境不同，人的体质不同，施方用药和养生重点也有不同。因此，不同地域由于体质的不同应该选择不同的辨证治疗方式。

（三）性别对体质的影响

根据不同性别的中医体质类型特点分析，女性血瘀质、阳虚质、气郁质明显多于男性；男性痰湿质、湿热质明显多于女性。这是由于女性的生理特点是以血为本，所以血瘀质多见。从女性的心理特征来看，女性性格较男性更多愁善感，感情细腻，易产生气机郁滞，从而更容易出现气郁质。而男性痰湿质和湿热质较女性多，可能与饮食、烟酒嗜好等有关[15]。

综上可知，男性易患高血压、心脏病、秃头等病，所以男性在养生时应重视养肾护阳，少食狗肉、辣椒等辛温燥烈之物；女性基础代谢率较低，虽体质较弱，但寿命较长，因此女性在养生时要注意少食寒凉之物，尤其夏天，切忌贪吃生冷以免损伤脾胃。

（四）年龄对体质的影响

人的一生在不同年龄阶段会有不同的体质特征,随着年龄的增加,体质也会发生相应的变化。例如,青年时期气血渐盛,肾气旺盛,机体发育日渐成熟,是人体生长发育的鼎盛时期;而到了老年时期,老年人脏腑功能衰退,阴阳气血俱衰,从而易形成气虚、阳虚、血瘀、痰湿、气郁的体质特征。

在当今飞速发展的社会中,年轻人中平和质比例减少,阴虚质、湿热质、气郁质增多,可能与年轻人喜欢吃油炸、烧烤等食物,嗜好烟酒,生活压力增加有关,因此,年轻人在养生时要注意调整自己的饮食及生活作息,将偏颇体质调整为平和质[15]。而对老年人群的调查显示,老年人群易情志不疏,肝郁气滞,故容易形成气郁质,因此,应注意多鼓励老年人培养自己的兴趣爱好,积极参加一些社区活动等,促进老年人的情绪调养,使他们以适当的方法释放不良情绪,减少气郁质的形成[16]。

（五）饮食对体质的影响

《素问·异法方宜论》中认为长期的饮食习惯可影响群体体质,是形成地域人群间体质差异的重要原因。饮食营养状况在一定程度上会影响体质的强弱,如果偏嗜某些食物会造成体质的偏颇,如偏嗜肥甘厚腻之物容易助湿生痰,形成痰湿质;偏嗜辛辣之物容易伤阴,形成阴虚质。因此,养成科学的饮食习惯,保证全面而充足的营养,只有合理的膳食结构、均衡的营养搭配,才能增强人的体质,达到健康长寿的目的。

（六）情志对体质的影响

中医学认为"过悲伤肺、过怒伤肝、忧思伤脾、惊恐伤肾"。七情即喜、怒、忧、思、悲、恐、惊,七情过激往往会导致众多的疾病。随着经济的飞速发展，人们在学习、工作、生活中都会产生巨大的精神压力，易形成气郁质。气郁质人群往往神情抑郁、忧虑脆弱，在养生时应着重情志调护，使其保持乐观开朗的生活态度，在日常生活中，通过音乐、绘画、瑜伽、戏剧、舞蹈等艺术疗法达到陶冶情操的目的，在社会活动中建立平和的心态及良好的精神状态，以达到纠正偏颇体质，预防疾病的重要作用[16]。

（七）生活方式对体质的影响

《素问·上古天真论》中提道："上古之人……食饮有节，起居有常，不妄作劳，故能形与神俱，而尽终其天年，度百岁乃去。"说明好的生活习惯有益于身心健康。有研究表明[14]，在校大学生饮食不节制、不规律，喜食冰镇饮料，经常不吃早餐，加之经常熬夜，极易损耗人体阳气，故易形成阳虚质。不健康的生活方式会加重体质的偏颇，因此，我们在日常生活中应该做到起居有常、作息规律、饮食有节。

（八）职业对体质的影响

不同的职业背景具有不同的体质特点，这可能与不同职业者饮食行为生活习惯差异、社会工作环境不同有关。如某些单位负责人偏痰湿质，可能与其生活条件优裕，平时多食肥甘厚味，较少运动等因素有关；经常熬夜的职业人群易产生阳虚质、血瘀质等。

每个人的生命都源于父母，生存于环境和自我耕耘所形成的土壤上，不同的土壤带给我们不同的生命体验。体质决定了对疾病的易感性，也决定了患病后对治疗的反应和预后转归。关爱体质、调整体质，可以减少易发某类疾病的倾向，可以预防疾病的发生,达到治未病的目的,因此,养生须先辨清个人体质(图1-1)。

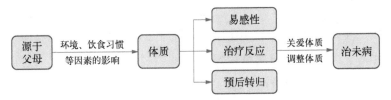

图1-1 中医体质与个体健康的关系图

第二章
中医体质养生

要想了解中医体质养生，首先要知道四季的中医特点，具体如下。

【春季】　春季是从阴历正月开始至三月结束，气候从寒冷到炎热之间的过渡阶段，这 3 个月中前后温差变化很大。春季属木，主升发，肝气旺。春时，阳气初升，万物萌发，正月、二月间，乍寒乍热，宿疾复发，时令病起。养生应顺应人体阳气始生的特点。此时人体开始由冬季收藏精微的状态，渐渐转化为推陈出新、生化气血、升发阳气的状态。肝脏是春季人体功能起着主导作用的脏腑，人体储蓄的精微转化为动能，在胆腑的协助下输送至人体各个脏腑，为新的一年里脏腑活动提供新的能源，这就是所谓的生发阳气。另外，人体脾胃系统将一部分饮食精微传导给肝脏，在肝脏的作用下，生化为气血，作为营养传布至人体各器官、肢节、筋骨，从而完成人体一年中的新陈代谢。《素问·四气调神论》云："春三月，此谓发陈，天地俱生，万物以荣，夜卧早起，广步于庭，被发缓形，以使志生，生而勿杀，予而勿夺，赏而勿罚。"所以春季的养生应遵循人体肝脏"生发"功能的特点，顺从而不妨碍，支持而不逆阻，即应顺应阳气生发，万物外向生长的特点,注意陶冶情操,晚睡早起,披开束发,散步于庭院之中,以使形体舒缓,用柔和的活动(如踏青赏花、郊游戏水)、饮食、情绪养"生发"、养"生命",也就是《素问·四气调神论》中所说的"此春气之应,养生之道也"。另外,春季气候变化较大,不宜立刻减去衣被,着装宜"上薄下厚"。春季也是疫病多发的季节,应当注意个人卫生,避免感染疾病。

【夏季】 夏季是从阴历四月开始至六月结束,是一年中最炎热的阶段,这3个月气温都较高,主要以高温或潮湿闷热的天气为主,是一个在经历了春季的生发之后,天地之气相交,万物都长势旺盛的季节。此时暑热湿浊最易伤人,人体需要的是及时化解此类邪气,为确保身体阳气长养而创造良好的内环境。此时人体开始由春季生发的状态,渐渐转化为夏季生长颐养、调养精神、宣畅气机的状态。夏季属火,主长养,心气旺。心脏是对夏季人体功能起着主导作用的脏腑,所以夏季的养生应遵循人体心脏"长养"功能的特点,顺从而不妨碍,支持而不厌烦,即宜保养阳气,保心为要。夏季阳盛于外,应注意保护阳气,防止耗散太过。天气炎热,更应调息静心,心静自然凉。《素问·四气调神论》云:"夏三月,此谓蕃秀,天地气交,万物华实。夜卧早起,无厌于日,使志无怒,使华英成秀,使气得泄,若所爱在外。"故夏季作息宜晚睡早起,常用温水沐浴,切勿贪凉、过食生冷或空调温度过低。运动时防止大汗、暴晒,注意及时补充水分。简单地说就是要适当运动身体,保持恬淡虚无、饮食清淡、情绪乐观的"长养"的机体状态,也就是《素问·四气调神论》所说的"此夏气之应,养长之道也"。

【秋季】 秋季是从阴历七月开始至九月结束,气候从酷热的盛夏到寒冷的严冬之间的过渡时期,这3个月里前后温差变化较大。此时人体需要及时适应外界变化的特点,为保持身体健康顺利越冬做好必要的准备。秋季属金,主肃杀,肺气旺。秋时,凄风惨雨,草木枯落。天气干燥,昼热夜凉,气候寒热多变。《素问·四气调神论》云:"秋三月,此谓容平,天气以急,地气以明,早卧早起,与鸡俱兴,使志安宁。以缓秋刑,收敛神气,使秋气平,无外其志,使肺气清。"即秋季乃万物成熟收获的季节,阳气渐趋收潜,阴气逐渐旺盛,气候由热转凉,自然界渐呈清肃之景象。肃杀之气降临,人体之阳气开始收敛。此时对神的调摄,亦当顺其自然,宜早睡早起,神志保持清静安宁,使神气内敛,处于内向状态,不使志意外露,阳气外泄,以免秋令肃杀之气的伤害。也就是说在经历了一个酷热夏季的长养之后,大地万物的繁茂生机都将逐渐开始敛藏。人体开始了一个阳气渐收,阴精渐长的过程。肺脏则是对秋季人体功能起着主导作用的脏腑,所以秋季的养生应遵循人体肺脏功能的特点,保持心情宁静,饮食清润,以达到益肺、润肺的效果,即《素问·四气调神论》中所说的"此秋气之应,养收之道也"。

【冬季】　冬季是从阴历十月开始至十二月结束,是一年里气候最为寒冷的阶段,这3个月中温度基本上处于一年里最低值。此时人体开始由生长收敛的状态,渐渐转化为纳藏精微,聚敛阳气的状态,人体需要及时适应外界变化的特点,为下一年的身体健康做好足够的体能储备。当此时节,水寒成冰,大地龟裂,不要轻易扰动阳气,养生宜敛阴、护阳、养肾,冬季养生尤其重要,正如一句谚语:"冬令进补,开春打虎。"冬季属水,主敛藏,肾气旺。此时自然界草木凋零,冰冻虫伏,气候寒冷,所以养生以保阴潜阳、藏精御寒为原则,选用温补的食物进行调养,可以温养全身组织,增强体质,提高人体防寒的能力。肾脏是对冬季人体功能起着主导作用的脏腑,所以冬季的养生应遵循人体肾脏"闭藏"功能的特点,做到闭藏有度,勿乱施泄的基本原则,此时应顺应季节变化以闭藏为养,要求精神内敛,起居作息应当早睡晚起,节制房事,顾护精气。冬季锻炼应注意防寒,避免冻伤,大风、大寒、大雪、雾露天气不宜进行户外锻炼。换句话说,冬天应遵循避免受寒、清淡饮食、淡定情绪的原则来"闭藏养生",即《素问·四气调神论》中所说的"此冬气之应,养藏之道也"。

第一节 平和质养生

一、生活起居

平和质人群的日常生活起居,最关键的是要遵循自然、简单、规律的原则,要顺应四季变化的规律来生活,适时增减衣物,选择适宜的养生方法。

(一)春季

春季养生应遵循人体肝脏"生发"功能的特点,晚上不要睡得太迟,早上要早起,养成早睡早起的习惯,以适应自然界的生发之气。起床后不要戴帽子或捆扎头发,穿宽松的衣物,在庭院里做简单的导引运动,伸展四肢,舒展形体,这样可以使精神迅速地振奋起来。在白日暖和的天气里,可以适当活动身体,散步、游玩、室外赏花、观鱼,这些均符合补益肝脏的养生要则。

(二)夏季

夏季养生应遵循人体心脏"长养"功能的特点。进入夏季以后,日渐渐变长,夜渐渐变短,人体一方面要顺应夏季阴气的不足,晚些入睡;另一方面,要顺应夏季阳气的充盛与盛实,早起,不赖床,否则一整天都没有精神。同时由于夏季日长夜短,晚上睡眠时间较短,且因天气炎热,睡眠质量时常不能保证,在经过一上午的学习或工作后,更添疲劳之感,所以,适当午休,可以补充夜间睡眠的不足,起到迅速缓解疲劳的作用。在活动方面,适当运动身体,如晨练、下棋等,这些都符合补益心脏的养生要则。

（三）秋季

进入秋季以后，自然界的阳气渐退，阴气渐生，天气则逐渐由热转凉，由凉转寒，因此，人体应该根据季节的变换，合理安排睡眠，做到早卧早起。同时在秋高气爽的天气里，适当活动身体，如打太极拳、游玩等。这即《黄帝内经》中所说的"此秋气之应，养收之道也"。

（四）冬季

冬季养生应遵循人体肾脏"闭藏"功能的特点，做到闭藏有度，勿乱施泄的基本原则。进入冬季，阴气旺盛而阳气潜藏，人们的作息时间应遵循早睡晚起的方式，起床的时间最好在太阳出来之后，如此则可以保证充足的睡眠，使体内温热之气畅达，有利于阳气的潜藏和阴精的蓄积，很好地达到敛阴护阳的目的。同时在寒冬的早晨，应该避免过早出门锻炼，待太阳出来，地表温度升高时方可外出，且宜选择动作幅度较小的运动或室内运动，如阅读、室内养花等，这些均符合益肾脏的养生要则，即《黄帝内经》中所说的"此冬气之应，养藏之道也"。

注意事项

① 从生活环境方面来说，现代医学认为，人体最适宜的居处环境的温度为20~23℃，室内湿度应以50%~60%为宜。在这样的环境中，人体的皮肤温度基本上没有什么变化，人体内外可以保持良好的热平衡。如果外界温度过高或过低则会对人体的热平衡产生影响，导致各种疾病[17]。② 随着我国人民生活水平的提高，空

调已经深入我们的学习、工作、生活中,李海[18]等研究表明生活或工作环境的温度及空调的使用情况都会对人们的中医体质类型产生一定的影响,即长时间使用空调会对人的身体健康产生不利的影响。因此,在选择生活或工作环境时,尽量避免长时间使用空调或将空调温度调得过低或过高,注意经常开窗通气,避免呼吸道疾病的传播。

二、情志调护

俗语说:"笑一笑十年少,愁一愁白了头",也说明人的心情对体质的形成有重要的影响,《素问·阴阳应象大论》说:"人有五脏化五气,以生喜怒悲忧恐",喜、怒、悲、忧、恐这五种情志再加上思、惊,就构成了"七情",即喜、怒、忧、思、悲、恐、惊。情志是人体对外界客观事物刺激的正常反应,反映了人体对自然、社会环境变化的适应调节能力。情志的太过与不及都会导致心理状态发生改变,而且情志活动与人的脏腑气血有密切联系,故情志异常时会对脏腑气血功能产生影响,进而影响体质。

平和质人群性格随和开朗、阳光,不会为小事斤斤计较,也不会轻易郁闷或动怒,情绪稳定,给人非常平静、稳重的感觉,对社会变故、个人境遇的变化适应能力较强,具有较强的自我心理调节能力。平和质人群平日心态乐观,以积极的心情处理日常事务。一方面,与人为善,保持微笑。笑是一种很好的情绪表

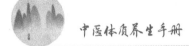
达,可以促进血液循环,增进心肺功能。平和质人群待人接物经常保持微笑、心怀善意,与人建立良好的人际关系,有利于处理工作、生活中的各种事情,使得人生更加如意幸福。另一方面,能及时排解不良情绪。平和质人群也难免遭遇不顺心的事情,导致情绪低落,可采取户外旅行、找老朋友叙旧、听欢快的音乐等方式及时舒缓、排解不良情绪。同时多参与集体活动,结交不同的朋友,交流思想,增进感情,对生活、工作、学习乃至心理调节都是很有帮助的。

三、饮食养生

平和质人群饮食调养总体原则:① 应力求五味调和,不可偏食;② 不宜吃过寒过热的食物;③ 脾胃为后天之本,气血生化之源,食疗以养胃调脾为佳;④ 饮食有节;⑤ 在维持自身阴阳平衡的同时,注意自然界四时阴阳变化,顺应环境变化,以保持自身与自然界的整体阴阳平衡。

(一)春季饮食调养

春季养生原则:春季阳气初升,万物复苏,升发向上,顺畅条达,故春季宜升补。升补即顺应阳气升发之性,食性宜清轻升发,宣透阳气,但应注意升而不散,温而不热,不宜吃太多的辛热升散之品,宜多吃轻灵宣透、清温平淡的蔬菜,如胡萝卜、红枣、山药、菠菜、春笋、荠菜等。

1. 山药粥

[制法] 将山药 25 克洗净切块,加入薏苡仁 100 克、芡实 25 克、水适量,共煮成粥,熟后即可食用,每日服用 1~2 次,可作为主食服用。

［功效］ 补肾固精,健脾祛湿。山药含有多种营养素,有强健机体、滋肾益精的作用。凡肾亏遗精,妇女白带多、小便频数等症,皆可服之。同时山药含有淀粉酶、多酚氧化酶等物质,可以健脾益胃、助消化。

［注意事项］ 适量食用,不能超过 25 克。另外,体虚虚火旺盛者慎服,大便干燥者少吃。

2. 胡萝卜粥

［制法］ 将胡萝卜 1~2 根(按个人喜好定)洗净切成细丝,沸水稍微煮过后,与植物油、葱花、姜末等佐料一起炒后待用。用 100 克粳米加水煮粥,快熟时,加入炒好的胡萝卜同煮。起锅时撒些香菜、芝麻油,早、晚餐服食或当作午后点心。

［功效］ 养脾胃,柔肝气。胡萝卜粥富含维生素 A,凡食欲不振或消化不良、皮肤干燥、夜盲症、高血压者,可经常食用此粥。

［注意事项］ 脾胃虚寒者不可生食;胡萝卜不宜和酒、白萝卜同食。

3. 淮山板栗汤

［制法］ 将淮山药 200 克、板栗 100 克去皮、去壳待用,猪骨 500 克洗净。三者一起放入砂锅内熬煮约 1 小时,加入盐调味即可。

［功效］ 健脾补肾,益气强筋。山药的营养成分中含有大量的淀粉酶、多酚氧化酶等物质,有利于脾胃消化吸收功能。

［注意事项］ 虽然山药含有黏液蛋白,有降低血糖的作用,但山药属根茎类食物,淀粉含量高,过多食用不仅不会降低

血糖,反而会导致血糖升高。因此,糖尿病患者不可一次过食山药。

4. 银耳茶

[制法] 将茶叶5克用开水泡开后去渣。银耳20克泡开加冰糖20克炖烂,倒入茶汁搅匀即可。

[功效] 滋阴润肺,养胃生津。银耳茶适合阴虚火旺、老年慢性支气管炎、肺源性心脏病、免疫力低下、体质虚弱、内火旺盛、虚劳、癌症、肺热咳嗽、肺燥干咳、妇女月经不调、胃炎、大便秘结者食用。

[注意事项] 银耳茶含糖量较高,需适量饮用;晚上睡前尽量不要食用,以免血液黏度增高。

(二)夏季饮食调养

夏季养生原则:夏季阳气盛,气候炎热,其性如火,万物繁盛故夏季宜清补。清补应选用清热解毒、清淡芳香的食物,不可食用味厚发热的食物,宜多食新鲜水果及其他清凉生津的食品,如冬瓜、黄瓜、豆芽、薏苡仁、扁豆、绿豆、海带等。

1. 薏苡百合粥

[制法] 将薏苡仁50克、百合10克洗净,加适量水文火煮1小时即可,可加白糖或蜂蜜适量调味后食用。

[功效] 清热利湿。百合味甘、微苦,有清热润燥的作用;而薏苡仁味甘、淡,性微寒,具有清热除湿、健脾止泻的功效。

[注意事项] 薏苡仁属性微寒,虚寒质人群不宜长期食用,尤其是怀孕妇女及正值经期的女性,更应避免食用。另外,风寒咳嗽、虚寒出血、脾胃不佳者,不宜食用百合。

2. 扁豆粥

［制法］　将扁豆、大米洗净。用武火煮沸清水后，放入扁豆、大米，水沸后，改文火煲至扁豆软熟即成粥，调味供用。

［功效］　益精补肺，健脾养胃，清暑化湿。扁豆味甘，性微温，有健脾、和中、益气、化湿、消暑的作用；大米具有补中益气、健脾养胃、益精强志、和五脏、通血脉的作用。

［注意事项］　不宜过食，以免损伤脾胃；疟疾患者不宜食用；扁豆一定要煮熟以后才能食用，否则会引起食物中毒。

3. 绿豆海带汤

［制法］　将鲜海带 200 克洗净切成细丝，用开水烫一下，捞出，控净水。大米 30 克、绿豆 60 克、陈皮 6 克分别洗净。砂锅内倒入清水 1 000 毫升，加入大米、绿豆、海带、陈皮，用武火煮沸。后改用文火煮至绿豆开花，放入冰糖即可食用。如果不喜欢喝甜汤，也可以换成少量盐。

［功效］　清热解暑，清肝降火。绿豆味甘，性凉，具有清热除烦、利小便的功效。

［注意事项］　甲状腺功能亢进患者不要喝海带汤，因海带中碘的含量较丰富，会加重病情。另外，在喝完海带汤后不要马上喝茶（茶含鞣酸），也不要立刻食用酸涩的水果（酸涩水果含植物酸），因为海带中含有丰富的铁，以上两种食物都会阻碍体内铁的吸收。

4. 枸杞防暑茶

［制法］　将枸杞子 10 克、薄荷 3 克、五味子 12 克、菊花 6 克放入杯中，冲入 300 毫升沸水，加盖焖泡 10 分钟至味道渗出即可饮用。

[功效] 补肺生津。枸杞子润而滋补,兼能退热,而专于补肾、润肺、生津;薄荷有散风热的作用,饮用有清凉感,是清热利尿的良药。

[注意事项] 感冒发烧,胃肠功能不全或者消化不良,以及身体虚寒的人群,禁用枸杞子泡水服用;孕妇切勿过量饮用。

(三)秋季饮食调养

秋季养生原则:秋季阳气收敛,阴气滋长,阴阳处于相对平衡的状态,故秋季宜平补。平补进食宜选用寒温偏性不明显的平性药食,不宜吃大寒大热的食物。同时,因秋风劲急,气候干燥,宜食用濡润类食物以保护阴津,如梨、藕、莲子、沙参、麦冬、阿胶、鱼、虾等。

1. 甘蔗粥

[制法] 将甘蔗洗净榨汁取 800 毫升,高粱米 200 克淘洗干净,将甘蔗汁与高粱米倒入锅中,再加入适量的清水,煮成薄粥即可。

[功效] 补脾消食,清热生津。适用于热病恢复期,津液不足所致的心烦口渴,肺燥咳嗽,大便燥结等。

[注意事项] 甘蔗性寒,脾胃虚寒、胃腹寒疼者不宜食用;甘蔗粥不宜煮稠厚,以稀薄为宜;甘蔗含糖量达 12% ~ 17%,勿过量食用。

2. 百合莲子汤

[制法] 将干百合 100 克浸泡一晚,干莲子 75 克浸泡 4 小时后,冲洗干净。将百合、莲子置入清水锅内,武火煮沸后,加入冰糖 75 克,改用文火煮 40 分钟即可食用。

[功效] 安神养心,健脾和胃。百合可以润肺止咳,清心

安神,用于肺燥或阴虚之咳嗽及热性病后余热不清、虚烦不眠、神志恍惚等。莲子可养心,益肾,补脾,开胃,治夜寐多梦,遗精等。

[注意事项]　百合莲子汤性寒凉,食用会增加肠道的滑利性,因此,腹泻、便溏、脾胃虚寒、阳虚的人群不建议食用。

3. 百合润雪梨汤

[制法]　将银耳用温水泡半小时左右,择去腐根,雪梨削皮切块,百合洗净备用。将百合、雪梨、银耳与清水一起放入锅中,然后加少许盐,用文火煮,煮熟透后,放入冰糖,继续煮 8 分钟即可。

[功效]　润泽肌肤,止咳化痰,润肺。百合润雪梨汤是一道润喉养肺的甜汤,尤其适合感冒咳嗽者和有秋冬进补需求者。

[注意事项]　脾胃虚寒、畏冷便溏、寒痰咳嗽或外感风寒咳嗽者忌食;糖尿病、孕妇生产之后、女子月经期间及寒性痛经者忌食;不与螃蟹同吃,以防引起腹泻。

4. 芝麻养血茶

[制法]　将黑芝麻 6 克炒香研碎,与茶叶 3 克混合,加水适量煎煮饮,或用沸水冲泡后饮。

[功效]　滋养肝肾,养血润肠。治肝肾亏虚,皮肤粗糙,毛发黄枯或早白,耳鸣等。

[注意事项]　慢性肠炎、便溏腹泻者忌食芝麻。

(四)冬季饮食调养

冬季养生原则:冬季天寒地冻,阳气深藏,阴气大盛,万物生机潜藏,精气涵养,故冬季宜温补。温补选用温热助阳之品,以扶阳散寒,如羊肉、牛肉、鳝鱼、鸭肉、核桃等。

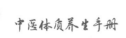

1. 核桃粥

［制法］ 将核桃、粳米洗净,入锅同煮,武火煮沸后,改用文火煮至成粥。

［功效］ 黑发,固精,治燥,调血。核桃含有丰富的蛋白质、脂肪、矿物质和维生素,历代医籍对核桃美容健身作用极为推崇,称其能"通经络、润血脉,黑须发,常服皮肉强腻光润"。

［注意事项］ 肺脏有热、阴虚、腹泻者不宜食用。不宜与酒同食。

2. 黑芝麻粥

［制法］ 将黑芝麻25克炒熟,研末备用,粳米50克洗净与黑芝麻入锅同煮,武火煮沸后,改用文火煮成粥。

［功效］ 补益肝肾,滋养五脏。适用于产后乳汁不足、消瘦、便秘、须发早白等。

［注意事项］ 慢性肠炎、便溏腹泻者忌食芝麻。

3. 老鸭汤

［制法］ 将老鸭取出内脏后洗净、切块;酸萝卜清水冲洗后切片,老姜拍烂待用,将鸭块倒入干锅中翻炒,待锅中水蒸气炒干即可装盘备用,水煮沸后倒入炒好的鸭块、酸萝卜,加入备好的老姜、花椒,用文火炖上一两个小时。

［功效］ 补虚益精,滋阴助阳。老鸭滋阴,有滋阴补血之功;姜片健胃。这些食材合而为汤,有滋阴润肺、去疾补虚、养胃生津的功效。

［注意事项］ 鸭肉性凉,脾胃虚寒、泄泻者不宜食用;不宜与甲鱼、核桃、木耳、大蒜等同食。

4. 枸杞红茶

[制法]　将红茶30克、枸杞子60克和匀,每次10克,用沸水冲泡饮;或将和匀的红茶、枸杞子和菜籽油90克入炼,再加水搅成膏滋状,并加少许盐,煎熟,取汁饮。

[功效]　养肝,补血,明目。红茶和枸杞子搭配,可滋阴明目,除肝火,提高机体免疫力改善虚寒质。

[注意事项]　感冒发烧,胃肠功能不全或者消化不良者,禁止用枸杞子泡水服用。

（五）饮食禁忌

总体来说,平和质人群春季应少食辛辣、油腻之物,如辣椒、肥肉等,以免助阳外泄,使肝(木)生发太过而克伤脾(土)。夏季饮食要注意卫生,不可过食热性食物,以免助热;冷食、瓜果当适可而止,不可过食,以免损伤脾胃;厚味肥腻之品宜少勿多,以免化热生风,激发疔疮之疾。秋季不应贪食瓜果,以防坏肚而损伤脾胃;少用辣椒、韭菜、烧烤等燥热食物,否则夏热未清,又生秋燥,易患温病热证。冬季应当注意营养全面,不能冬补太过。

四、中医保健方法

（一）穴位按摩

穴位按摩是中医学的重要组成部分,它是以中医学理论为指导,以经络腧穴学说为基础,以按摩为主要施治,用来防病治病的一种手段。它以经络穴位按摩为主,其手法渗透力强,具有提高人体免疫力、疏通经络、平衡阴阳的功效,达到通经活络、调整人体机能、祛邪扶正的目的。按摩手法并不一致,常用手法有按、摩、推、拿、揉、捏、颤、打等八种手法。这八种手法不单独使用，常常是几种手法相互配合进行的。

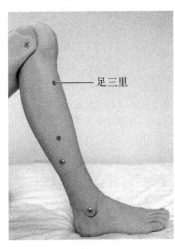

图2-1　足三里

1. 春季：足三里　　足三里是足阳明胃经的合穴，养生保健第一要穴（图2-1）。经常刺激此穴，能防治多种疾病，强身健体，起到延年益寿的作用。因此，足三里有"长寿穴"的美称。

［取穴方法］　屈膝，可以摸到胫骨外侧有一个明显的凹陷，将除拇指外的其余四指并拢，在凹陷往下四横指的位置，胫骨外侧边缘约中指宽的地方。

［操作方法］　找准足三里位置后，可用拇指端顺时针或逆时针按揉，亦可手成虚掌，轻轻拍打此穴，轻重以自觉酸胀为度，次数不计，闲暇时都可操作。

2. 夏季：劳宫　　劳宫是手厥阴心包经的荥穴（图2-2）。荥穴可以治疗热证，而心包经的荥穴对心经的热证更具有针对性。夏天阳气旺盛，人体内的心火也容易偏盛，因此，可以通过刺激劳宫来清泻心火，缓解烦躁的心情。

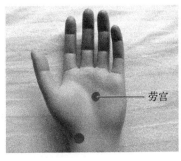

图2-2　劳宫

［取穴方法］　取穴时,半握拳,示、中、环及小指四指轻压掌心,示指与环指两指间即劳宫。

［操作方法］　可采用按压、揉擦等方法,左右手交叉进行,每穴各操作 10 分钟,每天 2~3 次,不受时间、地点限制。也可借助小木棒、笔套等钝性的物体进行按摩。

3. 秋季:三阴交　三阴交是足太阴脾经一个养生的重要穴位(图 2-3)。交,交会,三阴交名意指足部肝、脾、肾三条阴经经脉的气血在本穴交会。按揉三阴交,可帮助食物运化来补充阴精的不足,从而达到滋补肝肾的目的。

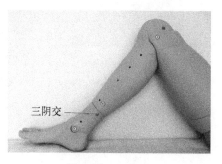

图 2-3　三阴交

［取穴方法］　取穴时可采用正坐的姿势,于足内踝尖上 3 寸(即示、中、环、小指合并起来的宽度)、胫骨后方凹陷处。

［操作方法］　先用热水泡脚半小时左右,然后将脚擦干,将左脚架于右腿上,用右手的拇指或中指指端用力按压左侧三阴交,一压一放为 1 次,按压 50 次;然后改为先顺时针方向、后逆时针方向各按揉此穴 5 分钟,也可以使用按摩棒或光滑的木棒按揉,注意力量柔和,以感觉酸胀为度,不可力量过大,以免伤及皮肤。然后换右脚,方法同上。

4. 冬季:命门　命门是督脉上的一个养生要穴(图 2-4),被认为是"人身上的小火炉"。命门就是内脏所藏,由此外输于督脉,能够接续督脉阳气,可通过灸命门来驱除寒气,使阳

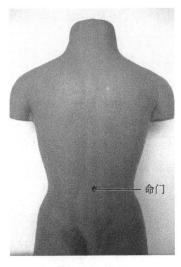

图2-4 命门

气能够正常地运行和温煦,以缓解冬季手脚怕冷的症状。

[取穴方法] 位于后正中线上,第2腰椎棘突下。直立时,由肚脐中作线环绕身体一周,此线与后正中线之交点处。

[操作方法] 睡前或醒后,俯卧姿势,由术者帮助做隔姜灸。先将鲜姜切成直径2~3厘米,厚0.2~0.3厘米的薄片,中间以针刺数孔,然后将姜片置于命门处,再将艾炷放在姜片上点燃施灸。当艾炷燃尽再换新的艾炷,3~5壮,以皮肤红润不起泡为度。

(二)循经拍打经络

1. 春季:足少阳胆经

[具体方法] 可平坐亦可站立,手拍虚掌,自臀部环跳穴开始,沿大腿外侧从上往下拍打至外脚踝上方为一次,每天拍左右大腿各100次。力度要适中,可随时随地进行操作,不必拘泥。

[作用] 春季是人体阳气生发的阶段,此时胆经当旺。《素问·六节藏象论》云:"凡十一藏皆取决于胆",春季拍打足少阳胆经可以保持人体阳气正常生发、气血通畅。

2. 夏季:手少阴心经

[具体方法] 可平坐亦可站立,先用右手拇指用力按压左侧腋窝(极泉)若干下,再沿上臂内侧尺端向下提捏,过肘关节

继续向下直至手腕内侧小鱼际附近,最后揉捏小鱼际,如此重复50次,然后换左手提捏右臂。每天早晚各做一组。

［作用］ 夏季手少阴心经当令。《素问·灵兰秘典论》曰:"心者,君主之官,神明出焉",夏季经常拍打手少阴心经,可温煦内脏,并将夏季火气从心经疏散,使人血脉通畅而神气清爽,不至于外热内寒,经脉阻滞而致疾。

3. 秋季:手太阴肺经

［具体方法］ 可平坐亦可站立,手成虚掌,以掌根自肩膀前侧开始向下沿手臂内侧前缘拍打,过肘横纹桡侧,继续向下直至手掌大鱼际,以上为一次。每天循经拍打左右手臂各100次。力度要适中,可随时随地进行操作,不必拘泥。

［作用］ 秋天手太阴肺经当令,此时天气干燥,气温逐渐降低,阳气逐渐向内收敛。秋季经常拍打手太阴肺经,可使肺经气血通畅,经气旺盛,可以使人脏气通顺,避免外邪侵袭。

4. 冬季:足少阴肾经

［具体方法］ 从足底脚心处(涌泉)开始拍打,然后循腿内侧向上,到大腿根以后再沿着腹部正中线两旁继续循经向上,直到锁骨以下。每次从下往上拍打左右各50遍,每日2次。

［作用］ 冬季足少阴肾经当令,此时寒气旺盛,阳气深藏,应该顺应气候特点,静养修身以守护体内阳气。冬季经常拍打足少阴肾经,可使足少阴肾经的气血充盛,有利于人体内精华物质的固摄和收藏,并且肾为先天之本,可固本培元,积蓄精气。

(三)足浴保健

足浴有清洁皮肤、扩张血管、降低血液黏稠度、缓解肌肉痉

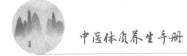

挛和镇静的作用。故有"饭后三百步,睡前一盆汤""睡前泡脚,胜吃补药"之说。

选配足浴的中草药也要遵循中医学"整体观念"和"辨证施治"的原则,因人制宜,因病制宜,因时制宜,酌情加减。所谓"春天泡脚,升阳固脱;夏天泡脚,暑湿可却;秋天泡脚,肺润肠濡;冬天泡脚,丹田温灼",即根据不同的季节变化,选用不同的药物,起到不同的保健作用。

[操作方法] 将以下药材放入锅中,加水煎煮 20 分钟,取药液倒入药桶内,泡脚用具最好能让双脚舒服地平放,水位以浸泡到小腿为宜,药液最低要没过脚踝,水温以 40℃ 为宜,以全身微微出汗为佳。

注意事项

① 时间不能太长,以身上微微汗出为宜,通常 15~20 分钟为宜。② 饭后半小时内不宜泡脚,避免影响胃的消化吸收,最好是饭后 1 小时再泡脚。③ 泡脚用具最好能让双脚舒服地平放,最好用木盆或足浴桶,不宜用铜盆等金属盆,水位以浸泡到小腿为宜。④ 皮肤有外伤者忌用此方法;患有严重疾病者请在医生指导下应用。⑤ 以上中药汤剂均为外用药,用于足浴保健,禁忌口服。

1. 春季:艾叶汤　　人体的阳气在经过一个冬天的潜藏之后,到了春天,借助肝气的推动之力,逐渐向上升发。对于平和质人群来说,这段时间应注意健脾补肾、益肺敛气与助阳生发相结合,在益气敛气的同时配合柔肝助阳,使气得到补充,阳气才能顺利生发。在春季推荐适合平和质的泡脚方——艾叶汤。

〔组成〕 干艾叶 50~100 克。

〔作用〕 艾叶味辛、苦,性温,归肝、脾、肾经,具有温经散寒,调理气血,驱逐寒湿的功效。此时用艾叶泡脚可驱除体内寒气,促进机体阳气生发的作用。

2. 夏季:明目除湿汤 人体的阳气在经过整个春季的生发之后,到了夏季自然长养之气特别旺盛时,阳气随之迅速生长,因此这个时候阳气极易产生长养过度而化生疾病。此时心脏的功能是推动阳气长养的主要力量,因而当辅以养阴清热、宁心安神之法,使心神安定才可确保机体阳气协调平衡。在此推荐适合平和质的泡脚方——明目除湿汤。

〔组成〕 甘菊 9 克,牛膝 15 克,黄柏 9 克。

〔作用〕 菊花味甘、微苦,性凉;疏散风热,清肝明目,平肝阳;牛膝活血通经;黄柏清热燥湿,泻火解毒。诸药合用,具有清热解毒,燥湿通络,散风热暑气的作用。

3. 秋季:杏仁茶叶汤 秋季泡脚,肺润肠濡,养血润肤,益阴敛气,以助敛藏。此时秋季养生原则为滋阴润燥,补肺健脾,调养心肾,豁达情志。在此推荐适合气虚质的泡脚方——杏仁茶叶汤。

〔组成〕 苦杏仁 30 克,五味子 15 克,绿茶 10 克。

〔作用〕 苦杏仁味苦,性温,其性柔润,具有下气,润燥、祛痰的功效;五味子味酸、甘,性温,其性酸敛,具有生津、敛气的功效;绿茶具有清热解毒,生津止渴的功效。诸药相合,具有润燥下气,生津止渴,益气敛精的作用。

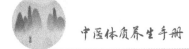

4. 冬季：活血养生汤　人体的功能在经过其他三个季节的"生、长、敛"之后，到了冬季天气逐渐寒冷，万物从而转变为静态潜匿状态，身体代谢功能也随之减缓，以便累积机体所需的精微物质，为下一年的循环做物质准备。此时肾脏是完成潜藏功能的主要脏器，因而当辅以补肾益精、安神定志之法，使神志安宁才可确保机体阴阳的有序存储，最终使精微闭藏充沛。在此推荐适合气虚质的泡脚方——活血养生汤。

［组成］　桂枝 20 克，怀牛膝 15 克，红花 5 克，女贞子10 克。

［作用］　桂枝有温阳通络的功效；怀牛膝有活血祛瘀，补肝益肾的功效；红花有活血散瘀的功效；女贞子有补益肝肾的作用。诸药相合，具有温阳散寒，补肝益肾，活血通络之作用。

五、运动养生

平和质人群体态适中，面色、肤色润泽，头发稠密，精力充沛，身体状态强健壮实，运动养生尽量选择一些贴合身心的中医传统运动养生方法，而中医传统的运动养生是在历代养生家不断总结和完善下，形成的一套较为系统的理论、原则和方法，可以达到非常好的健身、治病的功效。中医运动养生非常注重机体内外的协调统一，和谐适度，在其历史发展中形成了不同流派和多种多样的运动养生功法，比较著名的有太极拳、八段锦、五禽戏、易筋经等。除此之外，还可以选择一些贴合身心的活动方式，如散步、下蹲、瑜伽、旅游等。

（一）太极拳

太极拳是我国特有的一种身心共养的传统体育项目，已有研究从不同的角度证明了太极拳对改善身心健康,防治慢性病的积极作用[19]。具体参考第三章"太极拳"相关内容。

注意事项

①注意环境。应选择向阳、避风的地方进行锻炼(有雾时不宜在室外进行锻炼)。②衣着宽松。练习太极拳时切记上衣和裤子不宜穿得过紧,裤带也要扣得宽紧适度;鞋子要穿得舒适,不宜穿太紧或太宽松的鞋。③动作规范,量力而行。如在练习太极拳过程中,无论弓步或下蹲时,膝盖都要保持不超过脚尖,不可过度扭拧,中老年人不可拳架*过低,也不可强下腰、猛下蹲、硬压腿、强劈叉等,以防伤膝及腰腿扭伤。④循序渐进、持之以恒。学习太极拳贵在坚持,切不可急于求成。⑤病情不稳定时不宜打太极拳。

(二)五禽戏

五禽戏是东汉名医华佗根据古代导引、吐纳、熊经、鸟伸之术,研究了虎、鹿、熊、猿、鸟五禽的活动特点,并结合人体脏腑、经络和气血的功能,编成的一套具有民族特色的导引术。五禽戏分别是虎戏、鹿戏、熊戏、猿戏和鸟戏,每种动作都是模仿了相应动物的动作。秉承五禽特点,将虎之威猛,鹿之安舒,熊之沉稳,猿之灵巧,鸟之轻捷及五禽的形、神、气展现得淋漓尽致。

---

* 太极拳术包括体、用两方面,拳架是体,推手是用。所谓拳架者,习惯称为传统套路,也称为功架、行架、盘架等。

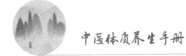

五禽戏的养生机制可以从肢体、呼吸、意念三方面阐述以达到调身、调息、调心的目的[20]，同时也与藏象学说、经络学说等有着密不可分的联系[21]。通过大量文献证明五禽戏可以有效提高脏腑功能，促进组织器官的正常发育[22]。具体参考第三章"五禽戏"相关内容。

注意事项

① 量力而行。练习时应该根据自己的身体情况量力而行。② 由浅入深。练功必须由简到繁，由浅入深，循序渐进，逐步掌握。③ 因人而异。中老年人，尤其是患有各种慢性疾病者，需要根据自身体质状况来进行。④ 衣着宽松。⑤ 注意环境，应选择平坦、宽阔的地方练习，切勿在阳台、河边、高处边缘地方练习，以防发生意外。⑥ 过饥或过饱时不宜练功。⑦ 在练功时无须刻意注意呼吸，让其自然呼吸即可。⑧ 坚持练习，循序渐进。

（三）下蹲

下蹲是较好的有氧经络运动，可活跃所有经络中的气血，加强足六经与督脉的活力，固肾精、强腰力，积蓄生命阳气。对糖尿病、免疫力低下、便秘等疾病有良好的防治作用。个人的身体素质不同，要量力而行、循序渐进。下蹲的姿势有四种：高蹲、半蹲、全蹲、直起直蹲。下蹲的次数，以每组蹲 20~30 个为宜，根据个人的体质，每天可做 2~3 组。

注意事项

　　① 先热身,宜循序渐进。② 年老体弱、高血压、糖尿病、身体素质差的人群慎用。③ 关节疾病患者禁用。

第二节　痰湿质养生

一、生活起居

痰湿质人群在日常生活起居中,应顺应四时变化,春护肝,夏保心,秋保肝,冬保肾,遵循"春夏养阳,秋冬养阴""虚邪贼风,避之有时"的原则。

（一）春季

春季阳气生发,但气候变化较大,应"夜卧早起,广步于庭",适度运动,使春气之升发有序,阳气之增长有路,符合"春夏养阳"的要求。

（二）夏季

夏季气候炎热,人体阳气易于向外发泄,应"夜卧早起,无厌于日",适当午休,避炎热,消除疲劳。

（三）秋季

秋季为"阳消阴长"的过渡阶段,气候冷热多变,稍不留意便感受外邪,旧病也易复发,因此,秋天应"早卧早起,与鸡俱兴"。

（四）冬季

冬季气候寒冷,阴气盛极,阳气潜伏,宜"早卧晚起,必待日光",早睡以养人体阳气,晚起以护人体阴精。

注意事项

① 整洁舒适的环境有利于身心健康,痰湿质人群尽量避免潮湿的环境。室内温度应在 18~20℃ 为宜,若室内温度过高,容易使人感到燥热难受,又易感暑邪;若室内温度过低,容易使人感到寒冷,又易感寒邪。② 室内湿度应以 50%~60% 为宜,湿度过高,容易使人感到胸中满闷、困倦、乏力,特别对风寒湿痹、脾虚湿盛的患者,易加重病情;湿度过低,容易使人感到口干舌燥、咽喉干痛,特别是对阴虚肺热者,会出现呛咳不止。③ 室内平时应加强通风换气,保持空气清新。

二、情志调护

痰湿质人群性格偏温和,善于忍耐。故痰湿质人群要适当发泄自己的不良情绪,不宜过于敏感,学会放松心情,以免气机郁遏而生疾患。宣泄的方法很多,如向亲戚朋友倾诉;同时应避免独处和过度思虑,"思伤脾",脾伤痰湿难化,过度思虑会导致脾胃不运、消化不良。平时可练习深呼吸,清理杂乱的思绪和念头,要适当增加社会活动,培养广泛的兴趣爱好,增加知识,开阔眼界。合理安排休闲、娱乐,以舒畅情志,调畅气机,改善体质,促进健康。

三、饮食养生

痰湿质人群饮食养生总体原则为饮食宜清淡,多摄取能宣肺、健脾、益肾、化湿、通利三焦的食物,如冬瓜、荷叶、山楂、赤小

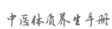

豆、扁豆等。体形肥胖的痰湿质人群,应少吃肥甘厚味之品。

（一）春季饮食调养

春季养生原则[23]:适量增加甘甜的食物,如山药、红枣、葡萄和香蕉等;同时减少酸味食物的摄入,如柠檬、醋、枇杷和杏等。

1. 赤小豆粥

[制法] 将赤小豆50克,温水浸泡2~3小时,然后放适量的水将赤小豆煮烂后放入50克粳米,熬成稀粥,早晚温热顿服。

[功效] 利水渗湿,改善体形肥胖、面部油脂多、痰多、肢体困倦等症状。

[注意事项] 赤小豆久食令人消瘦,故体形瘦弱之人不宜长时间食用;不宜与南瓜同食。

2. 莱菔粥

[制法] 将莱菔子(即萝卜籽)15克水煎取汁,加入粳米50克煮成粥即可。

[功效] 燥湿化痰,改善形体肥胖、胸闷泛恶、舌苔厚腻等症状。

[注意事项] 莱菔子辛散耗气,故气虚无食积、痰滞者慎用;不宜与人参同用;气血虚弱者禁用。

3. 鲫鱼汤

[制法] 将鲫鱼1尾、赤小豆50克、陈皮5克清洗干净后,放入锅中煲煮成汤,喝汤食肉即可。

[功效] 祛湿化痰,具有滋补、利水、催乳、健胃等功效,同时还具有利尿作用,可以帮助人体排出体内多余的水分,从而有助于控制体重。

［注意事项］ 痛风患者慎服;不宜与冬瓜、麦冬等同服。

4. 陈皮茉莉花茶

［制法］ 将陈皮 10 克、茉莉花 3 克,用开水冲泡后饮用,冲饮至味淡即可。

［功效］ 燥湿化痰,理气调中,具有提神、清火、消食、利尿等保健作用。

［注意事项］ 阴虚火旺①者不适合食用陈皮,以免火上加火导致胃热的产生;孩子及孕妇食用易导致身体不适,应避免。

(二)夏季饮食调养

夏季养生原则:适当增加辛味的食物,如葱、生姜、香菜、芥菜和白萝卜等;同时减少苦味食物的摄入,如苦瓜、橄榄、西柚和苦丁茶等。

1. 海带薏苡仁粥

［制法］ 将海带 50 克、薏苡仁 100 克一起煮粥后食用。

［功效］ 预防和改善便秘,消肿利水。因为海带中含有丰富的钾元素,钾和体内多余的钠相互作用,能够排除身体中的多余水分,帮助消除水肿,而且能起到瘦身的功效,适合痰湿质肥胖人群。

［注意事项］ 海带性凉,脾胃虚寒者不宜食用。

2. 橘皮粥

［制法］ 先将粳米 50 克煮为粥,待粥将成时,加入橘皮末10 克,再略煮片刻即成。

［功效］ 顺气,健胃,化痰,止咳,适合脾胃气滞、脘腹胀

---

① 如失眠、口燥咽干、盗汗遗精、性欲亢进、两颧潮红、小便短黄、大便干结、口腔溃疡、脉细数等症状。

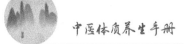

满、消化不良、食欲不振、恶心呕吐、咳嗽多痰、胸膈满闷等症状的痰湿质人群。

[注意事项] 阴虚火旺者不适合食用陈皮,以免火上加火导致胃热的产生;孩子及孕妇食用容易导致身体不适,应避免。

3. 山药冬瓜汤

[制法] 山药50克、冬瓜150克切块一同放入锅中,加入适量清水,武火煮沸后转文火煮约30分钟,最后加入少许盐调味即可。

[功效] 健脾,益气,利湿,适合痰湿质人群食用。

[注意事项] 冬瓜性寒,是寒凉性食物,脾胃气虚者不宜多食,容易伤害肠胃,加重体内寒气,造成腹泻等身体不适症状。

4. 萝卜缨茶

[制法] 将萝卜缨15克煎煮液泡乌龙茶(3克),饮用即可。

[功效] 理气,化痰,祛湿。萝卜缨含有丰富的维生素 A、维生素 C,具有抗氧化的作用,可以有效抑制癌症,也可以预防老化及动脉硬化等。

[注意事项] 气虚血弱、虚喘者,体质虚弱、脾胃虚寒者忌食。

(三)秋季饮食调养

秋季养生原则:适当增加酸味食物,同时减少辛辣食物的摄入。

1. 桂花粥

[制法] 将桂花2克、茯苓2克倒入锅内,加水适量,武火烧开后,转文火再煮20分钟,滤渣留汁。大米50克加入熬好的汤汁中,再加适量清水,熬至米烂成粥即可。

［功效］ 化痰止咳,行气止痛,散血止痢,祛口臭。

［注意事项］ 桂花茶本身的温补属性不利于内火旺盛者。

2. 海带冬瓜薏苡仁汤

［制法］ 将冬瓜块 200 克、薏苡仁 30 克加水煮至薏苡仁熟烂,再加入海带丝 20 克,文火煮沸即可。

［功效］ 消痰、软坚、利水,适合便秘、肥胖的痰湿质人群食用。

［注意事项］ 患有甲状腺功能亢进的患者不宜吃海带冬瓜汤,因海带中的碘含量较丰富,会加重病情。另外,海带冬瓜汤性凉,本身脾胃虚寒及患有肠胃炎的人群不宜多食。

3. 清热祛湿汤

［制法］ 将土茯苓 250 克去皮切段,粉葛 250 克去皮切块,赤小豆 50 克,扁豆 50 克,陈皮 10 克,放入煲内,加入适量的水。水煮沸转文火煲 3 小时即可。

［功效］ 祛火,祛湿,清热解毒,对一些细菌性疾病和病毒性疾病具有预防作用。

4. 桔梗茶

［制法］ 取干燥桔梗 10 克、绿茶 5 克加入适量的热水中,浸泡约 10 分钟后,即可饮用。

［功效］ 宣肺化痰,利咽排脓,用于咳嗽痰多、胸闷不畅、咽喉肿痛,缓解感冒或扁桃体所引起之疼痛等。

［注意事项］ 桔梗其性升散,所以呕吐、呛咳、头晕、咳血等气机上逆的疾病不宜使用。

(四) 冬季饮食调养

冬季养生原则:要适当增加苦味食物,如莲子、杏仁、黑巧

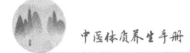

克力和苦瓜等;同时减少咸味食物的摄入,如腊肉、咸菜、各类卤味等,以护养心气。

1. 萝卜粥

[制法]　将萝卜100克切丁、粳米250克一起煮粥食用。

[功效]　萝卜粥软烂易消化,老少皆宜,同时还具有利尿、润肺祛痰、清热解毒和改善便秘的功效。

[注意事项]　脾胃虚寒者不宜生吃;不可与人参、黄芪、地黄等同食。

2. 薏苡仁赤小豆粥

[制法]　将薏苡仁、赤小豆各30克,一起放入锅中,加适量水煮成粥即可。

[功效]　薏苡仁具有清热利尿的作用,能改善浮肿,同时薏苡仁中含有丰富的维生素 B_1,对防治脚气病十分有益;赤小豆含有较多的皂角苷,可刺激肠道,因此它有良好的利尿作用,能解酒、解毒,对心脏病、肾病、水肿有益。

[注意事项]　脾虚无湿者、大便燥结者慎服薏苡仁。

3. 鲫鱼萝卜汤

[制法]　炒锅中倒入15克油烧热,放进鲫鱼1条煎至两面呈黄色。倒入萝卜丝100克,加入清水、葱、姜及盐适量。水煮沸后用文火煮10分钟。

[功效]　健脾利湿,消食化痰。

[注意事项]　痛风患者慎服;不宜与冬瓜、麦冬等同服。

4. 茯苓茶

[制法]　将茯苓10克、红茶3克,用适量热水冲泡后饮用,冲饮至味淡即可。

［功效］ 渗湿利水,健脾和胃。

［注意事项］ 阴虚火旺及咽喉干燥者不适合服用。

（五）饮食禁忌

痰湿质人群宜少食甜黏、油腻、肥甘厚味等容易助痰生湿的食物,如甜饮料、饴糖、李子、石榴、红枣、枇杷、肥肉等。

四、中医保健方法

（一）穴位按摩

1. 春季:丰隆 丰隆是足阳明胃经的络穴,祛痰要穴（图 2-5）。经常按揉丰隆,可以振奋、畅通脾胃气血,增加脾胃对痰湿的运化能力,从而化解体内潴留的痰湿。

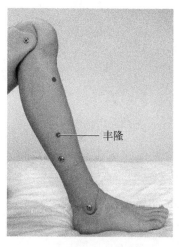

丰隆

图 2-5 丰隆

［取穴方法］ 垂足取穴,在外踝尖前缘和外膝眼作一连线,在此连线中点处。

［操作方法］ 取坐位,左右手可同时握拳敲打两侧丰隆穴 50~60 下,令局部有酸、痛、热感为佳。每日 1~2 次。

2. 夏季:足三里 夏季暑湿之气较重,按揉足三里（图 2-1）。足三里是足阳明胃经的合穴,健脾祛痰的要穴,还是整条胃经中气血最旺盛的穴位,可以通行脾胃气血,增加运化痰湿的能力,使之恢复协调、平衡的生理状态,从而解除由痰湿困着而导致的一系列症状。

[取穴方法][操作方法] 参考"平和质养生"中"中医保健疗法"相关内容。

3. 秋季：脾俞 脾俞是足太阳膀胱经上面的脾之背俞穴，强壮脾胃要穴（图2-6）。按揉此穴能通过改善脾的运化能力来为血脉提供给养，又可借助膀胱经的阳气增加气对血的推动力，从而使脉道恢复血流通畅。

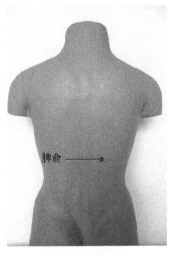

图2-6 脾俞

[取穴方法] 通常采用正坐或俯卧姿势，经过肚脐沿腰部绕一周，该线与后正中线之交点即是命门（第2腰椎棘突下），向上数3个椎骨，即第11胸椎，棘突下左右二横指宽处。

[操作方法] 需找他人帮忙。可用双手大拇指直接点压此穴，自觉局部有酸、麻、胀感觉时，术者开始以顺时针方向按摩，坚持每分钟按摩80次，每日按摩2~3次。

4. 冬季：肺俞 肺俞是足太阳膀胱经的背俞穴之一（图2-7）。肺俞具有温肺利气，燥湿化痰的功能，对痰湿引起的咳嗽痰多，肢体困重等疗效显著，被称为"化痰除湿的小助手"。

[取穴方法] 位于第3胸椎棘突下，旁开1.5寸，一般采用正坐或俯卧姿势，此穴位于背部，当第3胸椎下，于低头处找到脖子后面正中有一个骨性的突起，即第7颈椎的棘突，往下数第

3 个突起,即第 3 胸椎棘突。棘
突下左右各旁开二横指宽处。

[操作方法] 俯卧姿势,需
他人施以两手大拇指点按肺俞,以
轻柔力度划圆揉按此处 10~15 分
钟,局部应感到酸痛、热感为佳。

（二）循经拍打经络

1. 春季：足少阳胆经

[具体方法] 参考"平和质
养生"中"循经拍打经络"相关
内容。

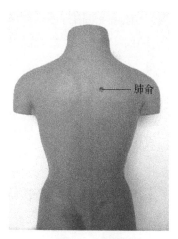

肺俞

图 2-7 肺俞

[作用] ① 敲打足少阳胆经可以刺激胆汁的分泌,补充身
体的血气能量,还可以让头脑保持清醒;② 使胆经活动加速,将
大腿外侧堆积在胆经上的垃圾排出;③ 脂肪肝、胆结石、胆囊炎
患者,可加刺激丘墟,通过刺法可以有效改善身体健康。

2. 夏季：手少阴心经

[具体方法] 参考"平和质养生"中"循经拍打经络"相关
内容。

[作用] ① 手少阴心经主要跟情志有关,科学合理地按摩
心经相关穴位,可以打通经络,使人心情舒畅,改善失眠;② 按摩
心经还能放松上臂肌肉,疏通心经的经气,点揉重点穴位还可以
预防冠心病,改善颈椎病压迫神经所导致的上肢麻木等。

3. 秋季：手太阴肺经

[具体方法] 参考"平和质养生"中"循经拍打经络"相关
内容。

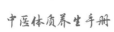

〔作用〕 拍打手太阴肺经可改善咳嗽、气喘等呼吸系统疾病;同时对改善胸部不适、咽喉肿痛、肘臂疼痛等亦有较好的效果。

4. 冬季:足少阴肾经

〔具体方法〕 参考"平和质养生"中"循经拍打经络"相关内容。

〔作用〕 足少阴肾经与足太阳膀胱经相表里,主治泌尿生殖系统、神经精神方面的病症,如痛经、早泄、昏厥、癫痫和失眠。

(三) 足浴保健

1. 春季:平胃祛痰汤 中国有句民谚:"春季泡脚,升阳固脱",即足浴既能帮助养护阳气,又可固护阳气,防止其升发太过。

〔组成〕 苍术、陈皮、白术各 20 克,厚朴、化橘红、石菖蒲各 15 克,生姜适量。

〔作用〕 此方根据平胃散化裁而来,保留苍术、厚朴、陈皮、生姜以燥湿运脾,行气和胃。配上化橘红燥湿散寒,利气消痰;石菖蒲开窍辟秽,行气化湿;白术健脾益气,燥湿祛痰。诸药相合,共奏行气消滞,健脾化湿,祛痰和胃之效。

2. 夏季:温胆汤 夏季阳气极易产生长养过度而化生疾病。此时心脏的功能是推动阳气长养的主要力量,因而当辅以养阴清热、宁心安神之法,使心神安定才可确保机体阳气协调平衡,最终达茂盛而不鸱张。在此推荐适合痰湿质的泡脚方——温胆汤。

〔组成〕 半夏(汤洗 7 次)、竹茹、枳实(麸炒,去瓤)各 60 克,陈皮 90 克,甘草(炙)30 克,茯苓 45 克。

〔作用〕　温胆汤特点以温阳行气化湿,全方以化痰为主,因此温胆汤可以通降胃气,以利胆气,从而疏解肝胆之郁,达到调畅全身气机的作用。

3. 秋季:山楂当归汤　　秋季泡脚,肺润肠濡,养血润肤,益阴敛气,以助敛藏。秋季养生原则:滋阴润燥,补肺健脾,调养心肾,豁达情志。在此推荐适合痰湿质的泡脚方——山楂当归汤。

〔组成〕　山楂、当归各16克,白藓皮、蒺藜各15克。

〔作用〕　此方具有补气养血、疏肝解郁、祛湿化痰的作用,对改善皮肤干燥、面部黄褐斑具有较好的效果。

4. 冬季:艾草红花汤　　冬季天气逐渐寒冷,万物从而转变为静止潜匿状态,身体代谢功能也随之减缓,以便累积机体所需的精微物质,为下一年的循环做物质准备。此时肾脏是完成潜藏功能的主要脏器,因而当辅以补肾益精、安神定志之法,使神志安宁才可确保机体阴阳的有序存储,最终使得精微闭藏充沛。

〔组成〕　艾叶20克,红花20克。

〔作用〕　此方具有活血化瘀,促进血液循环的功效,能有效预防冻疮,改善膝关节疼痛、手脚冰冷等症状,对女性痛经亦有一定的疗效。

注意事项

参考"平和质养生"中"足浴保健"的注意事项。

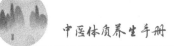
五、运动养生

痰湿质人群形体多肥胖,身重易倦,故运动的原则为宜循序渐进,长期坚持。应根据个人的情况,选择合适且耐受的运动方法,如散步、慢跑、乒乓球、羽毛球、网球、游泳、武术等。时间宜在阳气最盛时,运动环境宜温热,以利于机体物质代谢。

(一)八段锦

八段锦是我国经典的健身导引术,起源于北宋,其"八"字不单单指八个动作,"锦"译为华丽的锦缎,更是表示其功法有多种要素,相互制约、相互联系和循环运转。随着社会发展,人们生活水平的提高,人体的生理、病理发生了相应的改变,越来越多的人出现病前状态,称为亚健康状态。而八段锦锻炼可以达到疏通气血经脉、调理脏腑功能作用,以增强体质、预防疾病、防老抗衰、调治亚健康状态。研究也证实,八段锦对控制血糖、血压,调节血脂,改善焦虑、抑郁情绪的效果显著[24~27]。练习以身体微微出汗为宜,每天1~2次,每次1~2遍,每周应坚持3~5天。

注意事项

参考第三章"八段锦"相关注意事项。

(二)下蹲

参考"平和质养生"中"运动养生"相关内容。

（三）骑行

骑行能延缓大脑老化,提高神经系统的敏感度;提高心肺功能,锻炼下肢肌力和增强全身耐力。骑行对内脏器官的耐力锻炼效果与游泳、跑步相同。骑行还可以瘦身,是周期性的有氧运动,热量消耗较多。每周 3~4 次,每次 40~60 分钟为宜。

注意事项

① 注意安全。骑行前准备必备的装备,如头盔、护膝、护腕等,以便不慎摔倒时起到保护身体的作用。
② 循序渐进。刚开始骑行每天最好不要超过 1 小时,以后可以慢慢增加,以免给身体造成沉重负担。

第三节　湿热质养生

一、生活起居

(一) 春季

在暖和的春天,湿热质人群可适当活动身体,如散步、游玩、赏花、观鱼等;情绪宜不生气、不发怒,保持心情愉快、情绪条畅;饮食建议清淡、甘甜。每日早睡早起,保证充足的睡眠,睡前半小时不宜思考问题、看书、看情节紧张的电视节目等,避免服用兴奋饮料,不宜吸烟饮酒。

(二) 夏季

夏季气温高,环境湿度较大,应尽量选择通风良好、较干燥的环境居住,尽量防止涉水淋雨,避免久处潮热之地或阴湿之地;尽量避免在室内养花,防止频繁浇水的过程引发相关疾病。建议可在室内用除湿器或空调改善湿热的环境,通常适宜人体的空气湿度为40%~60%。衣物宜选择款式宽松,透气性好的天然棉、麻、丝质服装。湿热质人群在夏季应得小汗出,因此,在夏季生活起居养生的过程中,湿热质人群应尽量在空气湿度、温度较低的每日傍晚或早晨开展活动,以汗出为佳,这样才有利于体内湿热的排泄。

(三) 秋季

秋季是气候从酷热的盛夏到寒冷的严冬之间的过渡时期,这个时期每日温差变化较大,湿热质人群需要及时适应外界变化,为保持身体健康,顺利越冬做好必要的准备。在秋高气爽的天气里,湿热质人群可适当打太极拳、登山,保持内心宁静,情绪乐观,舒畅胸怀,抛开一切烦恼,避免悲伤情绪。注意个人卫生,预防皮肤病变,保持二便通畅,防止不良生活习惯致湿热积聚。

（四）冬季

冬季是一年里气候最为寒冷的阶段,此时人体需要及时适应外界变化,为下一年的身体健康做好足够的体能储备。在寒冬的早晨,应该避免过早出门锻炼,待太阳出来,地表温度升高时方可外出,且宜选择动作幅度较小的运动或室内运动,如散步、打太极拳等。不生气、不发怒,保持心情愉快、情绪条畅,适当减少运动量,以全身温热而不汗出为佳。还可以积极利用闲暇时间学习湿热质养生的相关知识。

二、情志调护

湿热质人群阳气偏盛,性情较急躁。因此,在日常工作、学习和生活中,湿热质人群应加强道德修养和意志锻炼,稳定情绪,尽量避免烦恼,了解烦躁情绪的危害,一旦出现烦躁、易怒、恐惧等不良情绪,可通过清静养神、移情易性、情志相胜和顺情解郁等方式来调理和改善个人不良的心理状态。可坚持每天对镜子微笑,经常练习深呼吸,多听舒缓、流畅、悠扬的音乐,如古筝曲目《高山流水》等。遇事不急躁、不冲动,努力调整心情,开阔心胸。

积极培养不同形式的兴趣爱好,在闲暇之余尝试各种不同的文化活动,如写作、书法、插花、雕刻等,从中选择自己感兴趣的内容进行长期培养。在文化活动中,湿热质人群内心焦躁、不安等负面情绪可以得到有效缓解,长此以往,湿热质人群将逐渐

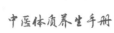
从各类文化活动中控制自身情绪的能力,进而实现保障自身身体健康的目标。

三、饮食养生

饮食养生是一个长期的过程,为了更好地促进身体健康,使机体各器官及系统达到一个相对平衡的水平,湿热质人群应该以坚定的信心、持久的信念开展饮食调养,努力调整饮食结构和改善饮食习惯,少食肥甘厚味以防伤脾,多食清热利湿但兼护脾胃之品,通过食物四性五味的调和,达到清热祛湿,改善体质的目的。

(一) 春季饮食调养

春季养生原则:宜减少酸味食物的摄入,适量增加甘甜的食物,以充养脾胃、柔和肝气、舒缓肝气,防止肝气郁滞。

1. 赤小豆粥

[制法] 将赤小豆50克用温水浸泡2~3小时,然后放适量的水将赤小豆煮烂后放入薏苡仁50克,熬成稀粥,温热顿服。

[功效] 清热利湿、健脾和胃。能够缓解口中黏腻、心烦、胸闷、四肢困重、皮肤湿疹、小便黄浊等不适症状。

[注意事项] 赤小豆久食令人消瘦,故体形瘦弱之人不宜长时间食用;不宜与南瓜同食。

2. 茭白海带汤

[制法] 将芹菜段、茭白片各30克,荠菜、水发海带丝各20克,一起下锅,加水适量,煮沸煮熟,加盐、油调味即可。

[功效] 清热利湿,平肝润肠。能够缓解口中黏腻、心烦、

口苦、四肢困重、皮肤发黄、眼白发黄(身目发黄)、小便黄浊、大便黏腻臭秽等不适症状。

[注意事项]　脾虚泄泻者慎服;湿热质人群在烹饪茭白时尽量以清淡为主,避免油腻重口味的烹饪方法,以免加重体内湿热。

3. 马兰茶

[制法]　将鲜马兰头 60 克用清水煎煮成液,以煎煮液代茶饮即可。

[功效]　清热利湿。能够缓解口中黏腻、皮肤湿疹、小便黄浊等不适症状。

[注意事项]　马兰头根不宜食用,以免导致舌头发麻或者是皮肤瘙痒的过敏情况出现。此外,马兰头性寒,体寒者和孕妇慎服。

(二)夏季饮食调养

夏季养生原则:适当增加辛味的食物,同时减少苦味食物的摄入,以利于肺气宣发,避免心气失泄。

1. 三豆小米粥

[制法]　将小米 100 克,绿豆、赤小豆、黑豆各 10 克洗净浸泡后,一起放入锅中,加水适量,武火煮沸后换文火熬煮至熟即可。

[功效]　清热祛暑,健脾利湿。能够缓解皮肤湿疹、粉刺、小便黄浊等症状。

[注意事项]　肾病患者不宜长期食用黑豆;不宜与牛奶、菠菜、豆浆、四环素、蓖麻子、厚朴、龙胆、党参、玄参、沙参、丹参、苦参等同食;体质虚弱、寒气重人群不宜多食用绿豆。

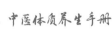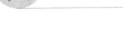

2. 绿豆汤

[制法] 将 100 克绿豆洗净浸泡后加入清水适量,武火煮沸后改为文火煮 15 分钟左右,熬煮过程中及时搅拌防止糊锅。绿豆煮软后根据个人口味加入适量的水及糖再次煮沸即可。

[功效] 清热消暑,利水解毒。能够缓解因为湿热蕴积引起的大便黏滞不畅或燥结等症状。

[注意事项] 脾胃虚寒滑泄者慎服;寒气重人群不宜多食。

3. 荷叶茶

[制法] 将鲜荷叶 1 张放入锅中,加水煮沸 5 分钟,以煮液泡绿茶(3 克),饮用即可。

[功效] 清热,利湿,解暑。能够改善人体小便黄浊、大便黏滞不畅或燥结、体内油脂过多等症状。

[注意事项] 脾胃虚寒者、月经期者、气血虚弱者避免服用。

(三)秋季饮食调养

秋季养生原则:适当增加酸味食物,同时减少辛辣食物的摄入,以帮助气血收敛,为脏腑补充津液,滋养肝阴,柔和肝气。

1. 赤小豆山楂麦仁粥

[制法] 锅内加适量水烧沸,加入赤小豆 60 克、绿豆 50 克、山楂 30 克、小麦 100 克煮沸,改用文火煮半小时,加糖调味。

[功效] 清热解毒,利水消肿。能够改善皮肤湿疹、粉刺、小便黄浊、体内油脂过多等症状。

［注意事项］ 体质虚弱、寒气重人群不宜多食用绿豆；麸质过敏者禁止服用。

2. 金菇田螺汤

［制法］ 将豆腐切成条状，锅内加水煮沸，放入罐装田螺肉（或新鲜螺肉）约 500 克和豆腐同煮，加入金针菇、适量的精盐和醋，煮沸后放入香葱段，关火，最后撒上胡椒粉即可食用。

［功效］ 清热利水。可以清利体内的积聚的湿邪、热邪，从而缓解因为湿热蕴结体内引起的口中黏腻、心烦、胸闷、口苦、四肢困重、身目发黄、皮肤湿疹等症状。

［注意事项］ 田螺一定要烧煮 10 分钟以上方可食用；脾胃虚寒者不宜食用；不宜与蛤蚧、牛肉、猪肉、蚕豆、冬瓜、木耳等同食；不可与冰水同食。

3. 玉米茶

［制法］ 将新鲜玉米 2~3 个（去掉玉米须）放入锅内煮 5~8 分钟后，捞出玉米，将水倒入干净的容器内，加入适量白糖，冷却后即可饮用。

［功效］ 清热利尿。能够缓解皮肤湿疹、小便黄浊等症状。

［注意事项］ 避免食用霉变的玉米；避免玉米和海螺同食，以免食物中毒。

（四）冬季饮食调养

冬季养生原则：适当增加苦味食物，同时减少咸味食物的摄入，以护养心气。

1. 薏苡仁赤小豆粥

［制法］ 将薏苡仁、赤小豆各 30 克，小米 50~100 克，一起放入锅中，加适量水煮成粥即可。

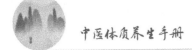

［功效］　清热利湿。能够缓解口中黏腻、心烦、胸闷、口苦、四肢困重、小便黄浊、大便黏腻臭秽等由于体内湿热蕴积引起的不适。

［注意事项］　大便秘结、小便短少者不宜食用。

2. 黑鱼豆腐汤

［制法］　锅内倒入适量油,先用花椒粒炒香,放入黑鱼,武火煎至两面金黄,放入葱段、姜片和八角,倒入沸水,没过鱼身2厘米左右,武火煮10分钟,放入豆腐块,再煮10分钟,最后用糖、盐、葱花、香油调味即可。

［功效］　清热利水。能够缓解皮肤湿疹、小便黄浊等症状。

［注意事项］　脾胃虚寒者不宜食用;避免和牛奶、寒性食物同食。

3. 藿香石膏茶

［制法］　将藿香5克、生石膏3克、绿茶3克用开水250毫升冲泡后饮用,冲饮至味淡即可。

［功效］　化湿透热。能够改善口舌生疮、口臭等症状。

［注意事项］　阴虚火旺、胃弱欲呕者不宜用藿香;胃热作呕,中焦火盛热极者禁用藿香。

（五）饮食禁忌

湿热质人群宜少食辛辣燥烈、大热大补的食物,如烧烤、辣椒、狗肉、羊肉、牛肉等温热之品;宜戒烟酒,烟酒容易助湿生热,是导致人体湿热质的重要原因。

四、中医保健方法

（一）穴位按摩

1. 春季:太冲　　太冲位于足背,是足厥阴肝经的原穴和输穴(图2-8)。此穴位于足背,第一、二跖骨间,跖骨底结合前方凹陷中。此穴位可以健脾除湿、疏肝利胆,可有效改善因湿热引起的胸胁胀痛、口苦、腹胀、食欲不振、恶心呕吐、大便不调、小便短而色深等症状。

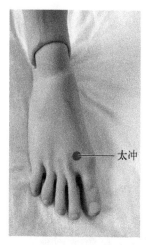

图2-8　太冲

［取穴方法］　可采用正坐或仰卧的姿势,由第1、2趾间缝纹头向足背上推,至其两骨联合前缘凹陷中处,约缝纹头上二横指,第1跖骨间隙的后方凹陷处中。以手指沿拇趾、第二趾夹缝循脚背移压,压至能感觉到动脉应手,即是此穴。

［操作方法］　用牛角板刮压此穴,用左手稳住脚,右手用牛角板蘸麻油,在穴位上轻轻刮搽,左右脚各做36次;或用双手按压,用左手抓紧右脚,左手示指紧按此穴,根据情况作顺、逆时针按揉运动,次数同上。

2. 夏季:下脘　　下脘是任脉穴位,和足太阴脾经交会于此,因处在胃腑下口处而得名(图2-9)。此穴位可以改善体内湿热,健运脾脏,减少痰湿停滞,排散热邪。

［取穴方法］　采取仰卧位,在脐上2寸(示指、中指和环指三横指的宽度)。

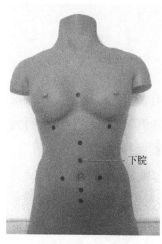

图2-9　下脘

[操作方法] 可使用手掌根部,顺时针按揉 100 次,令该部位有热感即可。注意手下与皮肤之间不要出现摩擦,即手掌始终紧贴着皮肤,带着皮下的脂肪、肌肉等组织做小范围的环旋运动。以饭后半小时操作为好,力度不可过大。

3. 秋季:三阴交 三阴交是足太阴脾经养生的一个重要穴位(图 2 - 3)。此穴位有助于调节脾脏运化水湿的功能,从而缓解体内滞留的水湿和痰饮。同时,三阴交还可沟通肾、肝两条阴经,具有阴经沉降、化热的能力,可以冷降、排除体内的热邪。

[取穴方法][操作方法] 参考"平和质养生"中"中医保健疗法"相关内容。

4. 冬季:足三里 足三里是足阳明胃经的合穴,是整条胃经中气血最旺盛的穴位(图 2 - 1)。刺激足三里可以调理脾胃功能,加强身体对湿邪和积热的排散能力,改善湿热质人群湿气困重,热气瘀滞的现象。

[取穴方法][操作方法] 参考"平和质养生"中"中医保健疗法"相关内容。

(二) 循经拍打经络

1. 春季:足少阳胆经

[具体方法] 刺激胆经的最佳时间为晚上 11 点至次日凌晨 1 点,但考虑到此时太晚影响人体睡眠,因此,可白天进行此项活动。具体参考"平和质养生"中"循经拍打经络"相关内容。

[作用] ① 足少阳胆经(简称胆经),是人体十二经脉之一。中医学认为,当脏器功能不佳时,刺激相关经络,可以强化经络,因此,解决胆功能不佳的较好方法就是刺激胆经。② 其他参考"痰湿质养生"中"循经拍打经络"相关内容。

2. 夏季：足太阳膀胱经

［具体方法］　刺激膀胱经的最佳时间是下午 3~5 点，取坐位用按摩锤或手成虚掌从上背部到下背部过臀部、大腿部一直拍打到小腿后侧，反复拍打 3~5 分钟；躺于床上双腿屈曲，双手抱住膝关节，使背部呈弓形，左右翻滚躯干各 30 次；双脚站立与肩同宽，上半身尽量向下弯曲以手掌接触地面为宜。

［作用］　① 当足太阳膀胱经不通畅时，会影响全身毒素的排泄，从而出现头痛，头重，全身肌肉酸痛，脸部皮肤无光泽，耳鸣，容易疲劳，精神欠佳等症状。② 足太阳膀胱经主治头项、眼、背、腰、下肢部病症及神志病症，背部的穴位主治与其相关的脏腑病症和有关的组织器官病症，如癫痫、头痛、目疾、鼻病、遗尿、小便不利及下肢后侧部位的疼痛等症。

3. 秋季：足太阴脾经

［具体方法］　刺激脾经最佳的时间是在上午的 9~11 点。拍打足太阴脾经可采用架腿法，对脾经进行按摩，即将一只脚的脚踝压在另一条大腿上，然后自隐白穴起，沿脾经向上按摩，这个坐姿正好可以将脾经暴露出来。拍打穴位时，手成虚掌，用掌指关节进行拍打，用力需适中，对于大腿部位的脾经进行拍打时可稍用力。两条腿都要拍打，每侧以敲打 10 分钟为好。

［作用］　① 足太阴脾经（简称脾经），脾经失调主要与运化功能失调有关。中医认为脾主运化，为后天之本，对维持消化功能及将食物化为气血起着重要的作用。若脾经出现问题，会出现腹胀、便溏、下痢、胃脘痛、嗳气、身重无力等。② 舌根强痛，下肢内侧肿胀等均显示脾经失调。③ 本经主治脾胃病、妇科、前阴病及经脉循行部位的其他病症。

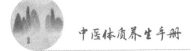

4. 冬季：手阳明大肠经

［具体方法］　刺激手阳明大肠经的最佳时间是早上 5~7 点。可在晨练的时候，于站立左手手臂自然下垂，右手握拳拍打左臂外侧前缘，换手亦然；或者坐于椅子上，一手手臂弯曲放在大腿上，用另一只手从手腕开始往上拍打，经过肘部到肩部。如在拍打中感到酸痛感的位置即穴位所在，则可反复多拍。

［作用］　① 手阳明大肠经是肺脏和皮肤的守护神，它能帮助肺脏把浊气及时排泄出去，从而维护肺脏的健康，也能帮助人体将淤积在体内的毒素清理干净，有效防治皮肤病。② 平常经常拍打大肠经，还能去掉体内多余的火气，对治疗便秘十分有效。③ 增强人体免疫力，防治淋巴结核病生成。④ 本经腧穴主要治疗头面、五官、咽喉病，神志病，热病及经脉循行部位的其他病症，如眼睛昏花、口干、鼻流清涕或出血、喉咙痛、肩痛、上臂部痛、示指疼痛或活动不利等。

（三）足浴保健

湿热质人群的养生原则：春季养阳助阳，柔肝健脾。夏季清热祛暑，健脾利湿，调神养心，豁达情志。秋季滋阴润燥，补肺健脾，调养心肾，豁达情志。冬季敛阴护阳，补肾益精，伏匿养心，豁达情志。对于湿热质人群来说，四季均可用三黄解毒汤足浴。

三黄解毒汤

［组成］　大黄、黄连、黄柏、黄芩、白芍、白术各 10 克，苦参 30 克。

［作用］　此方根据黄连解毒汤化裁而来，以清热泻火，燥湿解毒为主。配上大黄、苦参则清热解毒，祛除湿热的作用更为

明显;白芍味苦、酸,性凉,养血柔肝、敛阴收汗;白术味苦、甘,性温,健脾燥湿,益气固本。诸药相合,共奏清热利湿,凉血解毒,益气敛阴之效。

对于湿热质养生来说,除三黄解毒汤加减足浴外,还可用表2-1的足浴方药。

表2-1　湿热质人群其他足浴方药

季节	方　剂	组　　成
春	苦参菊花汤	菊花30克、苦参60克
夏	苦参荷叶汤	荷叶20克、苦参30克
秋	苦参桑叶汤	桑叶20克、苦参30克
冬	仙灵苦参汤	炙淫羊藿15克、苦参30克

五、运动养生

湿热质人群适合做大强度、大运动量的锻炼[28],如中长跑、游泳、爬山、各种球类、武术等,可以消耗体内多余的热量,排泄多余的水分,达到清热除湿的目的。湿热质人群在运动时要适当地多用腹式呼吸。腹式呼吸可以使膈肌和腹肌的活动幅度增加,不仅可以加快体内脏器的蠕动,还可以促进食物的消化和排空,有助于脾胃的运化。湿热质人群性格急躁,可以选择下棋、打太极拳、慢跑、游泳和骑车等慢而持久性的运动。夏季应避免在烈日下长时间活动,在秋高气爽的季节,经常选择爬山登高,更有助于祛除湿热。

（一）下蹲

参考"平和质养生"中"运动养生"的相关内容。

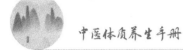

（二）健走

健走的时间要持续半小时以上，但不要超过 3 小时；在姿势上步伐一定要保持轻快，膝关节和下肢关节一定要放松，不一定非要采取大步走的姿势，频率和持续时间才更重要。对于没有做过此项运动的湿热质人群来说，合理的健走进度应以 4 周构成一个单元，以第一周为基准，先从每天 15 分钟走起，一周走 5 天，休息的 2 天可以穿插其中。以后每周递增 5 分钟，最终健走总目标从每周 60~75 分钟增至 125~150 分钟。

注意事项

① 运动前务必先进行热身运动，运动后适当做些放松运动。② 注意穿着合适的衣服和鞋。③ 应避免在剧烈的阳光、暴雨、大雾或空气质量不佳时外出。④ 建议健走时注意配备必要的通信设备、水壶等。

（三）老年晨起养生操

这套养生操简单易操作，长久坚持，可起到明目聪耳、固齿健脑、健脾和胃的效果，改善人体眼花、耳背、牙齿松动、失眠、便秘的症状，预防慢性病，提高生活质量。

第一节：对两手掌呵气两口，搓热，摩擦两鼻旁、双眼 15 遍。将两耳揉捏扯拽，卷向前后 15 遍。第二节：两手抱脑后，用中、示二指弹击脑后 24 下。第三节：耸肩舒臂，作开弓势，左右交替各八遍。第四节：叩齿 35 下。上下牙相互叩击，嘴尽量张大，力量适中。待津液满口时，分三次缓缓咽下。第五节：按摩腹部,顺时针、逆时针各 50 下。结束后,饮用热水一杯。

注意事项

　　① 做好热身运动。② 适度运动,循序渐进,每日练习时间不超过 40 分钟。③ 衣服宜宽松。

（四）骑行

参考"痰湿质养生"中"运动养生"的相关内容。

（五）跑步

　　跑步是一种有氧运动,是锻炼心脏和全身的好方法,可以增强自身体质,提高抵抗力。慢跑时,全身肌肉要放松,呼吸要深长,缓缓而有节奏,可两步一呼、两步一吸,宜用腹部深呼吸,即吸气时鼓腹,呼气时收腹。跑步运动的关键在于坚持,对于身体素质好的人群平均一周可进行多次训练,对于体质稍差一点的人群可每周跑 1~2 次,循序渐进,防止机体不适应突然剧增的运动量。健康成年人最大心率＝220-年龄,运动时一般不要超过最大心率,对于湿热质人群进行跑步这类有氧运动时,建议心率控制在最大心率的 70%~80%为宜。

注意事项

　　① 慢跑前要做好准备动作,穿合适的鞋和宽松的衣服。② 跑步时注意安全,避免选择人多车多之地。③ 若跑后感到疲乏倦怠、头晕心慌,需调整运动量。

（六）球类运动

湿热质人群也可适当选择参加篮球、羽毛球和网球等运动量稍大的球类运动。对于体格较好、身体状况适宜、活动耐受力较好的年轻人，建议根据个人喜好选择适合个人的球类运动。但在进行这些球类运动时，务必注意在运动前后做好准备热身运动，穿舒适的衣服和球鞋，佩戴好护膝、护腕，以减少对关节的损伤，同时在活动中应避免佩戴各种首饰或眼镜，防止在运动中受到误伤。

第四节 阴虚质养生

一、生活起居

阴虚质人群在日常生活起居中,应顺应四时变化,春护肝,夏保心,秋保肺,冬保肾,遵循"春夏养阳,秋冬养阴""虚邪贼风,避之有时"的原则。另外,阴虚者怕热喜凉,耐冬不耐夏。住所最好选择安静、坐北朝南的房子。

（一）春季

在春季,阴虚质人群在"夜卧早起"的前提下可以适当延长睡眠时间,如入睡时间提前,在夜间 10 点钟以前就寝,可在中午适当午睡。春季气温不稳定,忽冷忽热,有"倒春寒"的说法,得"捂一捂",有利于体内阳气逐渐生发起来,防止突然降温,损伤人体的阳气或阻遏阳气的生发。

（二）夏季

夏季气候炎热,人体阳气易于向外发泄,应"夜卧早起,无厌于日",尽量避开炎热的时间段,避免工作高度紧张、高温酷暑的学习环境,有条件者可到湖边、海边、山区去旅游、休假。

（三）秋季

阴虚质人群可按照"秋冬养阴"的规律来益养阴气,秋季应早睡早起,阴虚质人群进行晨练,培养琴棋书画等多方面的兴趣。

（四）冬季

冬季寒冷阴盛,宜早睡晚起,早睡以养阳气,晚起以固阴精。

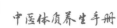

如《素问·四气调神大论》曰:"早卧晚起,必待日光。"冬天虽冷,但仍要坚持锻炼,俗话说:"冬天动一动,少闹一场病;冬天懒一懒,多喝药一碗。"冬季养生应顺应自然界闭藏的特点和规律,以静养、藏精为主。在冬季应早睡以养人体阳气,晚起以护人体阴精,同时要节制房事,惜阴保精[29]。

二、情志调护

阴虚质人群处于阴气不足阳气相对偏亢的虚盛状态,易心烦气躁,因此平时须注意加强自我修养,克服各种私欲妄念,"主之以静",防止相火妄动。

(一)春季

春季的阳气初生,应平和虚亢的阳气,舒缓情绪。因此,阴虚质人群应注意培养耐性、以理制情、善于转移注意力、不过喜过怒。

(二)夏季

夏季进入阳气发展鼎盛的时期,由于昼长且炎热,阴虚质人群应更加注意避暑,以免炎热的气候加大烦躁情绪。并且自身调节更应注重精神内守、平静内心、以仁爱对待万物。

(三)秋季

秋季可按照"秋冬养阴"的规律来益养阴气。收敛思绪、节制思虑、控制心情、不急不躁、安定从容以顺应秋季助养阴气。

(四)冬季

冬季,阴虚质人群应保持思想情绪平静、超然物外,不要接触喧扰的场景,宜淡泊宁静[30]。

三、饮食养生

阴虚质人群宜食甘凉滋润之品,烹饪时尽量选择焖、蒸、炖、煮、原汁原味、少放调料。可食瘦猪肉、鸭肉、龟甲、鳖、海参、鲍鱼、牡蛎、猪皮、白木耳、莲子、绿豆、冬瓜等甘凉滋润之品,少食姜、葱、蒜、韭菜、大料、茴香等辛辣食品。

(一)春季饮食调养

春季养生原则:当助阳气之生发,但也须注意补阴,宜多食清补类的食物。同时春季与肝联系密切,饮食可以滋养肝阴为基础,兼补他脏之阴为辅。多食清淡食物如桑椹、芝麻、蜂蜜、木耳、梅干菜、枸杞子、银耳、牛奶等。

1. 滋阴润肠粥[31]

[制法] 将麦冬6克、桑椹10克、杏仁4克、枸杞子10克、黑芝麻10克、粳米50克洗净后同煮熬粥,加适量蜂蜜每日食用。

[功效] 滋阴生津、润燥通便。改善阴虚质人群大便干结,如硬球状,排出困难症状。

[注意事项] 不宜长期服用,若大便仍难解者需及时就医;小儿忌用。

2. 银耳莲子汤

[制法] 将水发银耳200克、干莲子30克、冰糖100克一起放入锅内,用武火煮沸后改文火,炖至银耳、莲子软糯即可。

[功效] 养阴润燥、养心安神。能够改善阴虚失眠、口渴等症状。

[注意事项] 腹部胀满者、糖尿病患者、脾虚者忌食。

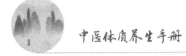

3. 蜂蜜百合汤

[制法]　将百合 120 克、蜂蜜 30 克、枸杞子 5 克,水适量,拌和均匀,蒸熟软。时含数片,咽津,嚼食。

[功效]　清心热、润燥补肺。能够改善肺热烦闷,或燥热咳嗽、咽喉干痛等症状。

[注意事项]　糖尿病患者、脾胃虚寒者、肝硬化患者忌食;不宜与猪肉、羊肉同食。

4. 牛乳红茶

[制法]　先将适量红茶煎煮成浓汁备用。再将牛乳 100 克煮沸,盛在碗里,和入备好的红茶汁,同时加入少许食盐,和匀后饮用即可。

[功效]　滋补阴精。能够改善阴虚质见口干舌燥、皮肤干燥、大便干结、小便短赤等症状。久服令人体健而润泽。

[注意事项]　勿空腹饮用;失眠、结石、乳糖不耐受者忌食。

(二)夏季饮食调养

夏季燥热,阴虚质人群不易难耐受。在夏季可多食用一些清凉滋阴的食物,如鸭肉、甲鱼、绿豆、冬瓜、甘蔗、苦瓜等。

1. 生地粥

[制法]　将生地黄 25 克细切,用 300 毫升水煮沸半小时,去渣熬浓缩至 100 毫升。将米 75 克熬成粥时加入生地黄汁搅匀后即可。

[功效]　清热凉血,益气和中。能够改善口干作渴、糖尿病、手足心热、小便短赤等症状。

[注意事项]　忌与萝卜、葱白、韭白、薤白同食。

2. 莲子百合瘦肉汤[29]

［制法］ 将莲子（去心）20 克、百合 20 克、猪瘦肉 100 克，加水适量同煲，肉熟烂后用盐调味食用。

［功效］ 清心润肺、益气安神。能够改善阴虚质见干咳、失眠、心烦、心悸等。

［注意事项］ 风寒咳嗽、脾胃虚寒者不宜多食；中满痞胀及大便燥结者忌服。

3. 洋参乌梅茶

［制法］ 将西洋参片 4 克、乌梅 6 克、冰糖 10 克放入杯中，倒入沸水冲泡。

［功效］ 补虚强身，生津止渴。能够改善口渴自汗、气短乏力及夏季暑热而伤津耗气明显症状。

［注意事项］ 胃酸过多者不宜用；糖尿病患者免用冰糖。

（三）秋季饮食调养

秋季养生原则：甘润滋养的食物为主，如燕窝、梨、石榴、蜂蜜、山楂、菠菜、沙参等。

1. 沙参粥

［制法］ 将沙参 15 克捣碎加水煎取汁，与粳米 50 克一起放入砂锅，再加水以文火煮，粥将熟时放入冰糖稍煮片刻即可。

［功效］ 润肺养胃，祛痰止咳。能够改善肺阴亏虚所致的虚热燥咳、干咳少痰，胃阴亏虚所致的津少口渴、胃脘灼热隐痛、舌干少苔、大便干结、干呕呃逆，以及肺结核、慢性胃炎等。

［注意事项］ 沙参煮粥宜稍稀薄，不宜太稠厚；外感风寒所致咳嗽者，不宜服；沙参有南沙参与北沙参之分，两者功效基

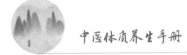

本相同,但前者偏于润肺祛痰,后者偏于养胃生津,故在煮粥时,可根据需要而分别选用。

2. 雪梨膏汤

[制法] 将雪梨1 000克洗净,去皮去核,用榨汁机榨成汁并过滤;将梨汁和冰糖500克一起放入锅中,煮沸后改文火熬至黏稠状收汁,装入密封罐。食用时用开水冲服。

[功效] 养阴生津,润燥止渴。能够改善阴虚质人群常感咽干、口渴、咳嗽等症状。

[注意事项] 咳嗽反复发作、咳声重浊、痰多者不宜食用;糖尿病患者忌食。

3. 山楂水代茶饮[32]

[制法] 将山楂片100克用凉水洗净,除去浮灰,放入杯内,倒入开水300毫升,加盖焖。待水温下降到微温时,加入蜂蜜20克,搅至溶化即可饮用。

[功效] 提高食欲,化浊降脂。适用于阴虚质的高血压、高血脂患者。

[注意事项] 不宜与海鲜、人参、柠檬同食。

(四)冬季饮食调养

阴虚质人群在冬季可选择一些平补阴气的饮食,如猪蹄、猪皮、老鸽、豆腐、小麦、燕窝、黑豆、石斛等。

1. 燕窝粥

[制法] 将燕窝干品(15克)用温水浸润,拣去杂质、绒毛,用清水洗净。将燕窝和黏米150克一起放入锅内加清水,武火煮沸后,改文火煮成粥,加适量盐或糖,调味即成。

[功效] 补气养阴。适用于胃阴虚见不易消化、反胃、干

呕等症状;肺阴虚见咳嗽、盗汗、皮肤干燥等症状。

［注意事项］　痰湿内盛者不宜加糖。

2. 沙参玉竹老鸽汤

［制法］　将老鸽 500 克剖开,去除内脏,洗净,猪瘦肉 200 克切成小块,焯水备用,沙参 20 克、玉竹 20 克、杏仁 10 克与姜片一起放进砂锅内,加盖,用武火煮沸,改用文火煮约 1.5 小时,加适量盐,调味即成。

［功效］　滋阴益气,润肺养肺,生津润燥。能够改善阴虚质见体虚病弱、五心烦热、咳嗽咽干、消谷易饥等症状。

［注意事项］　胃有痰湿气滞者忌食用。

3. 石斛茶

［制法］　将石斛 3 克放入水杯中,用开水约 150 毫升冲泡。

［功效］　清热生津。能够改善阴虚质见口干口渴、眼干、便秘等症状。

［注意事项］　脾胃虚寒、舌苔白腻者忌用。

(五) 饮食禁忌

阴虚质人群少吃或不吃羊肉、韭菜、辣椒、葵花子、荔枝、龙眼、咖啡、浓茶等温燥、辛辣、香浓的食物,戒烟戒酒;烹饪时尽量选择焖、蒸、炖、煮,保持原汁原味,少放调料,不可经常吃爆炒的菜肴。

四、中医保健方法

(一) 穴位按摩

1. 春季:涌泉　　涌泉是足少阴肾经的穴位,补肾、滋阴要穴。中医认为肾阴为人体阴液的根本,全身各个脏腑都依靠肾阴的滋养,又被称为"元阴"。经常刺激涌泉可促进元阴的生长,达到滋阴降火的效果。

[取穴方法] 位于足底部,在足前部凹陷处,第二、三趾趾缝纹头端与足跟连线的前1/3处。

[操作方法] 可采用正坐或仰卧、跷足的姿势,推搓涌泉穴,俗称"搓脚心",即用手摩擦脚心,产生热量,从而达到保健效果。每日宜2~3次,每次3~4分钟。

2. 夏季:三阴交 三阴交是足太阴脾经常用腧穴之一,位于足太阴脾经、足少阴肾经、足厥阴肝经三条阴经交会之处(图2-3),培阴的重要枢纽。常按此穴可调补肝、脾、肾三经气血,具有健脾益血、调肝补肾之功,可调理阴虚诸症,特别是对高血压、糖尿病、心悸、失眠等效果较好。

[取穴方法] 参考"平和质养生"中"中医保健疗法"的相关内容。

[操作方法] 用大拇指按揉三阴交3~4分钟,力度局部有酸、胀、痛感为宜,每日2~3次;或艾条灸每日1次,每次15~20分钟。

3. 秋季:太溪 太溪是足少阴肾经的输穴和原穴,太溪合二为一,是肾经经气最旺的地方,"补水"要穴(图2-10)。足少阴肾经在五行中属水,肾主水,因此刺激太溪能够发挥"补水"即滋阴的作用。

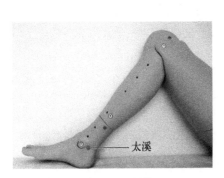

图2-10 太溪

[取穴方法] 位于足内侧,内踝后方与脚跟

骨筋腱之间的凹陷处。

［操作方法］ 用大拇指按揉太溪,每次 3~4 分钟,每日 1~2 次。可配合三阴交按摩效果会更好。

4. 冬季:脾俞 脾俞属足太阳膀胱经,是脾之背俞穴,培补真阴的枢纽(图 2-6)。背俞穴是脏腑精气输注于背部俞穴,各脏腑均有一对,以其灌注的脏腑命名,因位置都在腰背部而统称作"背俞穴"。阴虚质人群在冬天里经常会因为阴血收藏不足而见头晕、乏力、腰酸,而脾俞恰好具有滋阴养脾的效果,经常按揉相当于不断给身体提供给养,可以填补阴亏,改善症状。

［取穴方法］［操作方法］ 参考"痰湿质养生"中"中医保健疗法"相关内容。

(二) 循经拍打经络

1. 春季:足少阳胆经

［具体方法］ 阴虚质人群春季可选择向阳通风的庭院站立(体弱不能站立者可选择平坐),具体操作参考"平和质养生"中"循经拍打经络"相关内容。

［作用］ 春季属"肝",全身阳气始升,"胆主疏泄",拍打胆经不仅能疏肝利胆,调畅气机,舒畅情绪,还能疏通经络以通达阳气,调理口苦、目赤、胁下痛等症状。

2. 夏季:手少阴心经

［具体方法］ 阴虚质人群夏季可选择在阴凉的林区或湖边站立(体弱不能站立者可选择平坐),具体操作参考"平和质养生"中"循经拍打经络"相关内容。

［作用］ 夏季属心,《素问·六节藏象论》记载:"心者,生

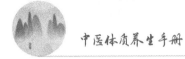

之本,神之变也,其华在面,其充在血脉,为阳中之太阳,通于夏气。"此时拍打心经,可促进心经气血津液的运行,调理口干、手心热、心痛等症状。

3. 秋季:手太阴肺经

[具体方法] 阴虚质人群秋季可选择在清晨站立(体弱不能站立者可选择平坐),具体操作参考"平和质养生"中"循经拍打经络"相关内容。可选择空气清新的场所进行,以利肺气。

[作用] 秋季属肺,养生的根本在于"养收",通过拍打肺经,可以起到养护、收敛肺气,预防感冒、咳嗽、鼻炎等疾病。

4. 冬季:足少阴肾经

[具体方法] 阴虚质人群冬季可选择在温暖室内平卧或平坐,具体操作参考"平和质养生"中"循经拍打经络"相关内容。

[作用] 冬季属肾,拍打肾经可调养肾气,起到补肾固精的作用,调理足心热、舌干、失眠、便秘等症状。

注意事项

①患有严重出血倾向的疾病,如血小板减少、白血病、过敏性紫癜等禁拍打。②妊娠期妇女腹部禁拍打。③严重糖尿病、皮肤外伤或皮肤有明显炎症、红肿、渗液溃烂者禁拍打。④新骨折处、新扭伤局部禁拍打[33]。

(三)足浴保健

对于阴虚质人群来说,四季均可用育阴泻火汤加减足浴。

育阴泻火汤

[组成]　生地黄20克,盐炙黄柏、麦冬、女贞子各10克。

[作用]　此方根据二至丸加味配比而来,可补肝益肾,滋阴养血;生地黄、麦冬合用养阴生津,清热凉血;再配以盐炙黄柏坚阴泻火。

四季足浴具体加减见表2-2。

表2-2　一年四季育阴泻火汤加减足浴情况

季节	组　　成	作　　用
春	育阴泻火汤加白芍10克,墨旱莲15克	白芍柔肝养血,养阴敛汗;墨旱莲滋补肝肾、凉血止血、止痒、祛风湿热。诸药相合,共奏滋阴泻火,养阴生津,柔肝养血之功
夏	育阴泻火汤加玄参10克,墨旱莲、银花藤15克	玄参滋阴降火,解热除烦;银花藤清热解毒。诸药相合,共奏滋阴泻火,养阴生津,清热解毒之功
秋	育阴泻火汤加玄参10克,五倍子6克	玄参滋阴降火,解热除烦;加五倍子敛肺降火,涩肠止泻。诸药相合,共奏滋阴泻火,养阴生津,敛阴固阴之功
冬	育阴泻火汤加墨旱莲10克,补骨脂、山茱萸各15克	补骨脂补肾温脾,纳气助阳;山茱萸补益肝肾,涩精固脱。诸药相合,共奏滋阴泻火,养阴生津,温阳固精之功

对于阴虚质人群来说,除用育阴泻火汤足浴外,还可用表2-3中足浴方药。

表2-3　适合阴虚质人群的其他足浴方药

季节	方　剂	组　　成
春	杞菊地黄汤	枸杞子、菊花各15克,生地黄30克
夏	益阴黑黄汤	玄参、生地黄各15克

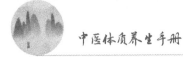

续　表

季节	方　剂	组　成
秋	玄麦汤	玄参、麦冬各 15 克
冬	益阴黑黄汤	玄参、生地黄、山茱萸各 15 克

五、运动养生

由于阴虚质人群体内津液精血等阴液不足,所以运动时往往容易出现口渴干燥、面色潮红、小便少等症状。因此,阴虚质人群适合做中小强度、间断性的身体练习,如八段锦、六字诀、简化太极拳、下蹲、慢走、游泳等方法。运动中要控制出汗量,及时补充水分。不宜做大强度、大运动量的锻炼,同时避免在炎热的夏天或闷热的环境中运动。

(一)六字诀

六字诀是一种以动作引导呼吸吐纳为主的中医传统健身方法,采用了六个字的不同发音口型,通过调心、调息、调身三者合一,达到调节脏腑经络气血运行的目的[34]。六字诀动作缓和,活动强度较小,是阴虚质人群较佳的运动选择。练习以身体微微出汗为宜,每日 1～2 次,每次 1～2 遍,每周应坚持3～5 天。

注意事项

　①选择空气清新,环境幽静之处,避免阳光直射。②饱食、疲倦或患有严重疾病者不宜练习。③衣着宽

松,去除装饰。④ 练习时遵循"先出声,后无声"的原则。
⑤ 要树立练习的信心和恒心。

（二）八段锦

八段锦是我国传统中医导引术,因其功法术势编排精致,动作如丝锦般连绵不断、柔和优美,是一套独立且完整的健身功法,故称为"锦"。现代研究表明,练习八段锦可以降低血糖、血压,减少焦虑症状,提高生活质量[35,36]。因此,对阴虚质人群来说是较好的选择,特别是有糖尿病、高血压、焦虑等情况的阴虚质人群,可有针对性地加强八段锦的练习。练习以身体微微出汗为宜,每日 1~2 次,每次 1~2 遍,每周应坚持 3~5 天。

（三）下蹲

参考"平和质养生"中"运动养生"相关内容。

（四）游泳

阴虚质人群皮肤干燥者,可多选择游泳,能够滋润肌肤,减少皮肤瘙痒。运动以每周 2~3 次,每次 30~60 分钟为宜。

注意事项

① 不宜配合桑拿。② 尽量选择阴凉或室内,忌暴晒游泳。③ 运动过程中注意补充水分。④ 游泳前对肌肉关节进行拉伸和活动。⑤ 游泳前不宜空腹或饱食。

（五）瑜伽

阴虚质人群会出现心烦、躁动状况,中医认为"静能生阴",

故可选择以静态动作为主的瑜伽进行练习,从而达到以静制动。可采用的动作有静坐冥想、婴儿式、屈式、战士式、猫式、下犬式、眼镜蛇式等,同时可配合叩齿的动作,增加唾液的分泌,改善阴虚口干的症状。练习时每个动作保持 3~5 次呼吸,运动以每周3 次,每次 20~30 分钟为宜。

注意事项

①一定要保持环境相对安静,空气流通。②最好准备瑜伽垫,穿着宽松的衣物,光脚练习。③练习时、练习后应感觉心情愉悦。④练习前 2 小时不进食,练习后隔半小时再进食、洗浴。⑤情绪波动、饥饿、饱餐后不宜练习瑜伽。⑥身体状况不佳、大病初愈、骨折初期、癫痫者,避免练习瑜伽。

第五节　阳虚质养生

一、生活起居

阳虚质人群怕冷不怕热,在日常生活起居中,应顺应时节变化,春护肝、夏保心、秋保肺、冬保肾,遵循"春夏养阳,秋冬养阴""虚邪贼风,避之有时"的原则,尤其注意保暖[29]。

(一)春季

春季阳气升发但气候变化较大,应"夜卧早起,广步于庭",适度运动,使春气之升发有序,阳气之增长有路,符合"春夏养阳"的要求。春季要适当"春捂",先减上衣后减下装。

(二)夏季

夏季气候炎热,人体阳气易于向外发泄,应"夜卧早起,无厌于日",在夏天更应该注意关节的保暖。夏季要避免长时间待在空调房间,可在自然环境卜来凉,但不要睡在通风的过道及露天空旷之处。平时注意足下、背部及下腹部的防寒保暖。在夏季空调房里,尽量不穿露肩、露膝、露脐、露腰、露股的衣服,不要贪凉过度,睡觉时腹部要盖被子,晚上不要超过11点睡觉。

(三)秋季

秋季为"阳消阴长"的过渡阶段,气候冷热多变,稍不留意便感受外邪,旧病也易复发,因此,秋天应"早卧早起,与鸡俱兴",阳虚质人群秋季不可"秋冻",注意保温,尤其要注意背部和下肢的保暖。

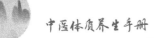

（四）冬季

冬季气候寒冷，阴气盛极，阳气潜伏，宜"早卧晚起，必待日光"，而中午是阳气最旺盛的时候，尤其是冬天的中午，是晒太阳最宝贵的时间，我们还可以一边晒太阳，一边手握半拳，叩击腰部。通过这种最简单的晒太阳的方法，可以养阳气。

二、情志调护

阳虚质人群性格多内向，偏沉静，常情绪不佳，易于悲伤，因此必须加强精神调养。阳虚质人群要善于调节自己的情感，去除忧悲，消除惊恐，防止大喜大怒，避免消沉和孤独，从而消除不良情绪的影响。阳虚质人群要保持乐观心情，培养开朗性格，保持稳定情绪，排解不良情绪，善于与人交流和倾诉，以良好的心态改变心境，提高心理素质；多参加社会活动，增加户外活动，如欣赏音乐、读书赋诗、种花养鸟及外出旅游等，以颐养心情、舒畅情怀、陶冶情操，从而使营卫流通、气血和畅、生机旺达、精神饱满、身心健康。阳虚质人群也可选一些活跃、欢快、兴奋、激情的音乐进行调和，如《喜洋洋》《步步高》《狂欢》《解放军进行曲》《卡门序曲》等欢快乐曲[37]。

三、饮食养生

阳虚质人群饮食的总体原则为饮食清淡，宜食用甘温的温补之品，少食生食冷食，少食寒凉等易损伤人体阳气的食物，如菱角、茄子、冬瓜、苦瓜、梨子、西瓜、蛏肉、海螺等。阳虚证往往消化功能欠佳，补充营养应循序渐进，忌暴饮暴食。

（一）春季饮食调养

《遵生八笺》中说："春三月，食味宜减酸益甘，以养脾气。"

春季养生原则：适量增加甘甜的食物,同时减少酸味食物的摄入[23]。

1. 核桃姜汁红枣粥

[制法] 将红枣 80 克(约 10 枚)、胡桃仁 100 克洗净,姜 75 克去皮,磨成姜汁备用。糯米洗净,放入锅中,加入 3 杯水煮沸,再放入所有材料煮 30 分钟至软烂,最后加入一大匙红糖煮匀即可。

[功效] 补肾固精,益血温阳,补中益气。适合阳痿不孕、脾胃虚弱、疲乏无力者。

[注意事项] 不宜与酒同食;干咳潮热、腹泻者不宜食用。

2. 良姜炖鸡汤

[制法] 将鸡肉 100 克、高良姜 6 克清洗干净后,一起放入锅中,加水适量,先用武火煮沸,再改文火炖至鸡肉烂熟,用适量调料调味即可。

[功效] 温补阳气。适合畏寒肢冷、面色苍白或滞暗的人群。

[注意事项] 阴虚火旺、发热易怒者慎用。

3. 葱姜茶

[制法] 将洗净的带须葱白适量、生姜 5 片与 1 勺红糖一起倒入锅内,加适量清水,用武火煮沸后,再改文火煮 15 分钟即可。

[功效] 温阳散寒。适合形寒肢冷、食欲不振的人群。

[注意事项] 面目红赤、发热口渴、失眠心烦、痔疮下血等热证者忌食。

4. 平菇炒韭菜

[制法] 将平菇 150 克洗净切条,韭菜 100 克洗净切段,倒入适量食用油烧热,放入姜末、蒜片、小红椒炒香,先放入平菇,

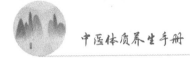

炒至平菇变软熟透,再放入韭菜段翻炒熟,加盐调味即可食用。

[功效] 温阳散寒,适合形寒肢冷、食欲不振、头晕耳鸣的人群。

[注意事项] 不宜与蜂蜜及牛肉同食;韭菜性温,五心烦热①、潮热盗汗②、两颧发红等③表现者或患眼疾、疮疡者不宜食用。

5. 韭菜炒虾仁

[制法] 将韭菜150克洗净切成段,虾仁300克洗净备用。锅中倒油烧热,下葱、姜各50克爆香,再下虾仁炒出香味,放入韭菜煸炒,加酱油、料酒、精盐、味精炒匀即可。

[功效] 温阳祛寒,补益阳气。适合脘腹隐痛、怕冷、头晕耳鸣的人群。

[注意事项] 患疮疡者不宜食用;怕热、易出汗、喜冷饮等表现者④不宜食用;过敏体质者不宜食用。

(二)夏季饮食调养

《千金要方》曰:"夏七十二日,省苦增辛,以养肺气。"夏天正是心气当旺的季节,心在五味中属苦,而苦味食物具有清泄的作用,多食则会泄心气,故不宜多食。夏季养生原则:适当增加辛味食物,如葱、生姜、香菜、芥菜和白萝卜等;同时减少苦味食物的摄入,如苦瓜、橄榄、西柚和苦丁茶等。

1. 虾米粥

[制法] 将虾米30克用温水泡发并洗净,粳米50克淘洗干净。先将粳米放入锅中,加清水适量,用武火煮沸后,再放入

---

① 即两手心、两足心发热,并自觉心胸烦热。
② 潮热,即每日午后或夜间发热;盗汗,即睡眠中出汗,醒后汗自停。
③ 阴虚内热的症状。
④ 体内有热者。

虾米,改用文火熬煮成粥,加盐调味即可。

[功效]　壮阳补虚。适用于精神疲乏、少气懒言、手脚冰凉的人群。

[注意事项]　患疮疡者不宜食用;对虾过敏者不宜食用;怕热、易出汗、喜冷饮等表现者不宜食用;不宜与含鞣酸的水果如葡萄、石榴、山楂等一起食用。

2. 姜椒羊肉汤

[制法]　将生姜20克、羊肉200克、花椒5克清洗干净后,一起放入锅中,同煮成汤,加盐调味,食肉饮汤即可。

[功效]　温阳散寒。适合手足不温、感冒鼻塞的人群。

[注意事项]　喝完羊肉汤不宜喝浓茶;不宜立即吃西瓜、梨、柚、柑等水果;不能吃富含草酸的蔬菜和水果,如柿子、菠菜等,易引起消化不良,形成结石。

3. 肉桂姜糖茶

[制法]　将肉桂3克、生姜9克同入锅中煎煮,以煎煮液泡红茶(3克)饮用,加适量红糖调味即可。

[功效]　补阳祛寒。适合心胸憋闷、食欲不振的人群。

[注意事项]　食材均为温热之物,口舌生疮、发热、痰多黏稠者慎用。

4. 姜枣茶

[制法]　将红枣100克洗净、切成丁,生姜10克洗净、去皮、切末,一起放入锅中,放冷水,没过食材约2厘米,文火慢煮,煮沸后放入适量冰糖,煮至黏稠即可。

[功效]　除湿驱寒,健脾养胃。适合手足不温、感冒鼻塞的人群。

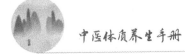

［注意事项］ 脾胃虚弱、口舌疮疡、发热者慎用。

（三）秋季饮食调养

《遵生八笺》说："当秋之时，饮食之味宜减辛增酸以养肝气。"秋季养生原则：适当增加酸味食物，同时减少辛辣食物的摄入。

1. 龙眼肉粥

［制法］ 将粳米100克洗净，与龙眼肉15克一起放入锅内，先用武火煮沸，再改文火煮成粥。

［功效］ 温阳补血。适合肢体冷痛、腹痛的人群。

［注意事项］ 注意饮食的搭配，多吃温和清淡、益气生津的食物。

2. 淡菜南瓜汤

［制法］ 将淡菜150克用清水浸片刻，清洗干净，瘦肉250克切片，姜切成5小片，南瓜500克去皮，切成小方块一起放入电紫砂锅中，加水文火煮2小时。

［功效］ 温阳散寒，补中益气。适合水肿痰浊、呃逆反酸的人群。

［注意事项］ 潮热易怒者慎用或忌用。

3. 姜红茶

［制法］ 将生姜打碎，放入预热好的杯子中，将冲泡好的红茶趁热倒入放有生姜末的杯子中，加入红糖或蜂蜜调味即可。

［功效］ 温阳散寒。适合手脚冰凉的人群。

［注意事项］ 生姜属于热性食品，有活血作用，故有出血倾向的人群禁用。

（四）冬季饮食调养

《遵生八笺》对冬三月摄生是这样说的："饮食之味,宜减咸增苦,以养心气。"冬季养生原则：适当增加苦味食物,如莲子、杏仁、黑巧克力和苦瓜等;同时减少咸味食物的摄入,如腊肉、咸菜、各类卤味等,以护养心气。

1. 羊肉粥

［制法］　将鲜羊肉 100 克,粳米 100 克,盐、姜、葱适量洗净后,一起放入锅内,加水适量,先用武火煮沸,再改文火煮成粥即可。

［功效］　温阳补虚。适合畏寒、性功能低下的人群。

［注意事项］　体内有热者不宜食用;有外感者不宜食用。

2. 桂圆蛋汤

［制法］　取鲜桂圆肉 50 克(干桂圆肉 25 克)、鸡蛋 2 枚、干红枣 15 枚,一起放入锅中,加水适量煮至红枣烂熟,将鸡蛋打散冲入汤内稍煮,加红糖调味即可。

［功效］　温阳、补气养血。适合腹胀、腹泻,少气懒言的人群。

［注意事项］　潮热盗汗、心烦口苦者慎用或忌用。

3. 艾姜茶

［制法］　将艾叶 5 克、干姜 3 克的煎煮液 250 毫升泡红茶(3 克)饮用,冲饮至味淡即可。

［功效］　温中散寒。适合面色㿠白、手脚冰凉的人群。

［注意事项］　食材性温,热证、烦躁易怒者应慎用。

（五）饮食禁忌

阳虚质人群宜少吃或不吃生冷、冰冻、黏腻苦寒之品,如苦瓜、丝瓜、芹菜、竹笋、西瓜、黄瓜、梨子、柿子、柑橘、柚子、香蕉、火龙果、绿豆、金银花、绿茶、海带、紫菜、田螺、螃蟹等;戒烟戒酒,减少食盐的摄入。

四、中医保健方法

(一) 穴位按摩

1. 春季:关元 关元是任脉的重要穴位之一(图2-11)。春季,肾阳虚质常常由于阳气不足而无力升举,而关元可以大补元气。元气是身体的原动力,又是生发阳气的根本,按摩此穴可以缓解由阳虚而引起的水肿、怕冷等症状。

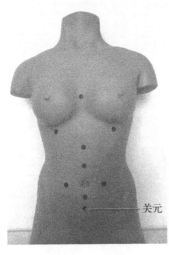

图2-11 关元

[取穴方法] 采用仰卧位,放松腹部,在腹正中线上,脐中直下四横指(示、中、环、小指并拢,以中指中节横纹为标准定四指的宽度)处取穴。

[操作方法] 找准关元后,可用拇指端按揉,轻重以自觉酸胀为度,频率为每分钟80～100次,每次5～10分钟;可以采用艾条温和灸,施灸时将艾条点燃,对准穴位,距离皮肤2～3厘米,进行悬灸,使局部皮肤感到温热但没有灼痛为宜,每次10～15分钟。

2. 夏季:肾俞 肾俞是足太阳膀胱经的背俞穴之一(图2-12)。肾俞联络于肾,肾主藏精,肾精能够保证肾阳和肾阴的充足,肾阳为人体元阳所在,按揉肾俞可以起到温补肾阳、填精益髓的作用,从而缓解神疲气怯,畏寒肢冷等症状。

[取穴方法]　由肚脐中作线环绕身体一周,此线与后正中线之交点即命门,由命门旁开双侧各二横指(中、示指,约1.5寸)处。

[操作方法]　端坐位或站位,双手握拳,拳眼拍打双肾俞,每次30~50下,稍作休息,重复2~3次,拍击时注意力量不宜过大,以腰部感觉酸胀且不痛为度,可在饭后散步或晚上泡脚时进行。

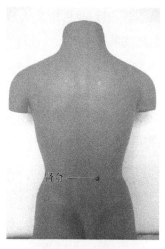

图2-12　肾俞

3. 秋季:气海　气海具有生发阳气的作用,是任脉的一个重要穴位(图2-13),得名于"元气生发之海"。阳虚质人群可以借助气海激发阳气来补充其不足。通过艾灸气海可帮助阳气生发,并激发加强气海的温煦功能,从而改善阳虚怕冷、手足不温等症状。

[取穴方法]　取仰卧姿势,在前正中线上,肚脐以下二横指处。

[操作方法]　采用大拇指指端按揉此穴,以自觉局部有酸胀感觉为宜,坚持每日按摩2~3次,每

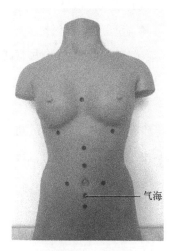

图2-13　气海

次约 5 分钟；也可用艾条温和灸，施灸时将艾条点燃，对准穴位，距离皮肤 2~3 厘米，进行艾灸，使局部皮肤感到温热而没有灼痛为宜，每次 10~15 分钟。

4. 冬季：肝俞　　肝俞是足太阳膀胱经上面的背俞穴（图 2 - 14）。阳虚质人群往往由于火气不足无法将全身阳气收藏并固摄，阳气不足就会无力抵抗寒冷，因而在冬季分外怕冷。肝俞能够激发阳气生成，鼓动寒气外散，从根本上解决阳虚问题。

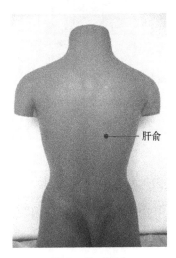

图 2 - 14　肝俞

［取穴方法］　位于第 9 胸椎棘突下，旁开 1.5 寸。取俯卧姿势，后正中线上，人的肩胛骨下角平对第 7 胸椎，再向下数 2 个即第 9 胸椎，在棘突下左右旁开二横指处。

［操作方法］　需要他人以两手大拇指点压此穴，自觉局部有酸、麻、胀感觉时，以顺时针方向按摩，坚持每分钟按摩 80 次，每日按摩 2~3 次。

（二）循经拍打经络

人体经络在一年四季当中，每季度都有不同的经络当旺，与人体阴阳气血的变化相对应。同时结合患者体质，阳虚质人群适宜的经络拍打如下。

1. 春季：足少阳胆经

［具体方法］［作用］　参考"平和质养生"中"循经拍打经络"相关内容。

2. 夏季：手太阳小肠经

［具体方法］ 可平坐亦可站立,先从小指掌尺侧缘,沿上肢背侧尺侧缘向上拍打,循行至肩胛部向上至面部,止于听宫,用拇指轻轻按压听宫若干下,如此重复 50 次,然后换对侧手臂。每天早晚各做一组。

［作用］ 夏季手少阴心经当令,由于心与小肠相表里的关系。夏季阳气外散,脏腑居内却更容易受寒,经常拍打手太阳小肠经可温煦内脏,并将夏季火气从心经疏散,使人血脉通畅而神气清爽,不致外热内寒,经脉阻滞而致疾。

3. 秋季：手阳明大肠经

［具体方法］［作用］ 参考“湿热质养生”中“循经拍打经络”的相关内容。

4. 冬季：足太阳膀胱经

［具体方法］［作用］ 参考“湿热质养生”中“循经拍打经络”的相关内容。

（三）足浴保健

1. 春季：温阳散寒汤

［组成］ 桂枝 30 克,黑附片 10 克,党参 15 克,艾叶、白术各 20 克,生姜 50 克。

［作用］ 此方根据附子理中丸变化而来,保留黑附片、党参、白术、生姜等温阳祛寒,益气健脾;桂枝温经通脉,助阳化气,散寒止痛;艾叶散寒止痛,温经止血。诸药相合,共奏温阳通脉,散寒通络,健脾补肾之效。

2. 夏季：桂枝甘草汤

［组成］ 桂枝 12 克,甘草 6 克。

〔作用〕 桂枝甘草汤来源于《伤寒论》,桂枝味辛、甘,性温,温经通阳。甘草味甘,性平,补中益气。二药合用,有辛甘化阳之力。辛从甘化,使阳中有阴,内补营气而养血,有益心气、通心阳之功效。

3. 秋季:附子理中汤加减

〔组成〕 制附子10克,党参10克,干姜10克,甘草5克,白术10克。

〔作用〕 此方中附子味辛,性热,能温中散寒,助阳补火,温暖脾土;干姜热以温中,辛以散寒,暖脾止渴,温运中焦;党参甘以补虚,温以暖土,补脾益气;白术味苦,性温,能燥湿健脾,与党参一起以恢复脾胃的升降功能;甘草能补中益气,调和诸药。全方配伍,有温中健脾之功效,适用于脘腹胀满,食少纳呆,大便溏稀的人群。

4. 冬季:金匮肾气汤

〔组成〕 桂枝10克,制附子10克,熟地黄15克,山茱萸10克,山药15克,茯苓15克,牡丹皮10克,泽泻15克。

〔作用〕 此方仅附子、桂枝两味温阳药,其旨在于微微生火,鼓舞肾气,取其小火生气之意,熟地黄、山萸肉、山药滋补肾阴,于阴中求阳,阳得阴助而生化无穷。此方茯苓、泽泻能利水渗湿泻浊;牡丹皮能清肝泻火。诸药相合,有温补肾阳的功效。

五、运动养生

传统中医认为,动能生阳,适当运动可达到舒经活络,强筋健骨,增强体质的功效。

阳虚质人群畏寒,易受风寒侵袭,锻炼时应注意保暖避寒。

阳虚质人群应选择暖和的天气进行户外运动锻炼,不宜在阴冷天气或潮湿之处锻炼身体,如在水中游泳易受湿寒之气,不太适合阳虚质人群。

(一) 五禽戏

具体参考第三章"五禽戏"相关内容。

(二) 跳绳

跳绳是一项传统而又简单的跳跃运动,可以振奋阳气,促进阳气的生发和疏通,同时也会让全身各个部位活动起来,增强心、肺功能,促进气血循环,从而提高阳虚质人群的耐寒能力。很多人都会跳绳,可要想达到更好地生发和疏通阳气的效果,跳绳的姿势就要合乎标准,这就需要掌握一定的技巧。跳绳的方式有单脚跳和双脚齐跳两种。跳绳过程中,呼吸要自然、有节奏。运动时应根据自身情况,初运动时,仅在原地跳 1 分钟;3 天后可增加连续跳 3 分钟;1 周后可逐渐增加至 5 分钟;1~3 个月后可逐渐增加至 10 分钟。每天运动 1~3 次均可。

注意事项

①跳绳时衣着舒适,穿运动鞋。②跳绳前先让足部、腿部、腕部、踝部做些准备活动,跳绳后可做些放松活动。③选择适合的场地。④跳绳的时间一般不受限制,不过要避开饭前和饭后半小时。

(三) 八段锦

八段锦中适合阳虚质人群的一式为两手攀足固肾腰:两腿

直立,两手自然置于体侧呈立正势,两臂高举,掌心相对,上体背伸,头向后仰;上体向前尽量弯曲,两膝保持正直,同时两臂下垂,两手指尖尽量向下,头略抬高。如此反复16~22遍,此式可用自然呼吸,最后还原收势。

八段锦中适合阳虚质人群的二式为背后七颠百病消:立正,两手置于臀后,掌心向后,挺胸,两膝伸直,脚跟尽量上提,头向上顶,同时吸气;脚跟放下着地且有弹跳感,同时呼气。如此反复16~20次,最后还原收势。

第六节　血瘀质养生

一、生活起居

（一）春季

春季应借天时之利，感受自然界勃勃生机，常极目远眺，深呼深吸，舒展筋骨，扩胸摩腹；可早睡早起，晨起锻炼，重在练气。春季宜沐浴，但应注意保暖，切勿顿去衣被，以免感寒加重血瘀。

（二）夏季

夏季应借气候炎热之天时，温散气血之瘀滞，早晚多做户外运动，但应避免正午阳光暴晒，致汗多，应及时补充水液；早睡早起，夜间防止当风感寒，不宜直接卧于凉席或坐于冰冷台阶之上。

（三）秋季

秋季因干燥寒凉，适宜户外锻炼，但应注意适时增减衣物，锻炼时应有人陪同，遇有不适应及时寻求帮助；加强人际交流，避免独自郁郁寡欢。早卧早起，与鸡俱兴，使志安宁。

（四）冬季

冬季应当防止受寒，居室向南为佳，温度适宜偏暖，衣着密实，多做室内运动，可常用热水沐浴周身，增进气血运行，天气晴好时可于户外接受阳光照射，呼吸新鲜空气。早睡晚起，必待日光。

二、情志调护

所谓养生必重养心。"心者,君主之官",主神志,主行血,五脏六腑之大主。舒畅的心情能使气血调和,脉道通利,血液运行通畅,能够减少血瘀情况的发生。血瘀质人群常表现出烦躁易怒、抑郁悲观的情绪状态。因此,培养乐观豁达的心态,保持心情的愉悦,亦能够使血脉通利,对血瘀质有一定的防治作用。故宜常看喜剧、滑稽剧、励志电影、听相声,勿看悲剧。阴雨雾霾天气要设法调节好情绪。常和朋友聊天、培养新的爱好,及时宣泄不良情绪,如集邮、摄影、绘画、种花、钓鱼等都是不错的陶冶性情的方式,可及时宣泄不良情绪,使体内气机不易郁结,促进气血的运行。也可多采取音乐调摄,可选择激昂高亢、令人振奋的音乐,以培养开朗、豁达的性格,使精神顺畅,情志条达,气血调和,阴平阳秘,百病不生,如听古琴曲《阳春》《高山》《山居吟》等。

三、饮食养生

血瘀质人群饮食养生总体原则:活血化瘀、补气止痛。宜食具有健脾、行气、活血作用的食物,如陈皮、玫瑰花、茉莉花、山楂、黑木耳、黑豆、韭菜、醋、红糖、桂皮、茴香、柠檬、洋葱、蘑菇、香菇、茄子等。对于非饮酒禁忌者可适当饮少量酒。如属瘀久化热、瘀热在内,则要避免温热燥火。

(一)春季饮食调养[38]

春季养生原则:主食宜选择高蛋白的食物,保障充足优质蛋白质的摄入;注意摄取足够的维生素和无机盐;遵循"少酸增甘"的原则,可用辛辣宣发的食品,但不宜太过,以免伤津耗气,多饮温水。适宜食物有油菜、菠菜、韭菜、荠菜、胡萝卜、南瓜、红枣、蜂蜜、山药、黄豆、花生、核桃、鸡蛋、鱼、虾、牛肉、鸡肉、动物肝脏、猪瘦肉等。

1. 桃仁粥

［制法］　将桃仁10克浸泡后去皮弃尖,生地黄10克洗净,一起放入锅中,加入适量冷水,武火煮沸,然后改文火慢熬30分钟,去药渣。将粳米100克淘洗后加入药汁中煮粥,粥熟后加入桂心粉2克、红糖50克。

［功效］　活血调经,祛瘀止痛。适用于高血压、冠心病、心绞痛患者。

［注意事项］　溃疡活动期并出血者禁食。

2. 黑豆川芎粥

［制法］　将川芎6克水煎去渣,先加黑豆20克煮熟,再入粳米50克用文火慢熬成粥,放入适量红糖即成,分次温服。

［功效］　黑豆味甘,性平,为清凉性滋补强壮药,具有祛风除热、调中下气、解毒利尿、补肾养血的功能;川芎能活血祛瘀、祛风止痛、行气开郁。所有食材同煮成粥,能够更好地发挥美颜功效,改善瘀血阻滞的症状。血瘀质人群最为适宜。

［注意事项］　月经期间不宜服用,容易造成月经量增多。

3. 益母草红枣鲤鱼汤

［制法］　将益母草60克择去杂物,干红枣30克去核,鲤鱼500克去鳞去内脏清水洗净,入锅加清水适量,用武火煮沸后改用文火煲2~3小时,放入少量盐调味即可食用。

［功效］　利尿消肿,安胎通乳,清热解毒,止咳下气。适用于水肿胀满、脚气、黄疸、咳嗽、气逆、乳汁不通、三焦气化失常、

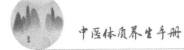

妊娠水肿者。

［注意事项］ 孕妇及贫血者慎用。

4. 玫瑰雪菊饮

［制法］ 将雪菊3朵放入杯中,加入100毫升沸水。待雪菊的花瓣冲开后,放入玫瑰花5朵。等雪菊玫瑰花茶的颜色红浓剔透后就可饮用。

［功效］ 活血通经,美容祛斑,可改善血瘀症状。适用于肝郁血瘀者、失眠患者及糖尿病、高脂血症、高血压、冠心病患者。

［注意事项］ 无。

(二)夏季饮食调养

夏季养生原则:饮食以清淡为主,保证充足的维生素和无机盐,适量补充蛋白质,遵循"增苦减辛"的原则。适宜食物有西红柿、芹菜、土豆、香菇、荔枝、山楂、猪肉、牛肉、鸡肉、鸭肉等。

1. 绿茶甜粥

［制法］ 将粳米50克洗净,倒入清水中浸泡30分钟备用。锅中加适量清水,放入绿茶10克,开文火煎煮成茶汤;接着将绿茶捞出,放入粳米和适量白糖,后加入适量清水,武火煮沸后改文火熬煮成粥即可。

［功效］ 不仅清心提神,清香怡人,还有助于活血清热、消食化痰、生津止渴、止痢除湿。适用于胆固醇偏高的人群。

［注意事项］ 粥中有绿茶,食凉粥会伤胃,因此,粥最好热时喝,且隔夜粥不可吃。

2. 玫瑰甜粥

［制法］ 先将粳米100克洗净,放入清水中浸泡30分钟备

用;同时将玫瑰花 20 克、樱桃 10 克洗净备用;接着往锅中加适量清水,倒入粳米,武火煮沸后改文火熬煮成粥;最后将玫瑰花瓣、樱桃和适量白糖放入锅中,继续煮 5 分钟即可。

[功效]　有益于血瘀质人群散瘀止痛、行血利气。

[注意事项]　糖尿病患者禁用。

3. 木耳青菜虾仁豆腐汤

[制法]　将木耳 30 克放入清水中泡发,洗净,撕成小朵备用;空心菜 100 克洗净,切成段,放入开水中焯一下,捞出沥去水分备用;虾仁 200 克洗净,豆腐 100 克洗净切成片,猪瘦肉 50 克洗净切丝备用。接着往锅中加适量清水,放入猪肉丝和木耳,武火煮沸,再将虾仁、空心菜、豆腐放入锅中,继续煮沸,最后加适量白酒和盐调味,淋入芝麻油即可。

[功效]　虾营养丰富,含蛋白质是鱼、蛋、奶的几倍到几十倍,还含有丰富的钾、碘、镁、磷等矿物质及维生素 A、氨茶碱等。豆腐除有增加营养、帮助消化、增进食欲的功能外,对齿、骨骼的生长发育也颇有益,在造血功能中可增加血液中铁的含量。此汤可祛瘀清肠,益气耐饥,生津除烦。适用于减肥人群,健脾开胃。

[注意事项]　饮用此汤后,不宜立即食葡萄、石榴、山楂等水果,至少应间隔 2 小时。

4. 玫瑰花茶

[制法]　将玫瑰花 10 克、茉莉花 5 克同置大杯中,以沸水冲泡 10 分钟即可。

[功效]　调和肝脾,理气和胃,和血行血,止痛,开郁散结,活血化瘀。适用于月经不调、妇女痛经、肝气郁结人群。

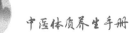

［注意事项］ 便秘者不宜长期饮用,不宜空腹饮用。

（三）秋季饮食调养

秋季养生原则:要尽可能少食葱、姜等辛味之品,适当多食一点酸味果蔬。同时秋季气候凉爽干燥,应配以滋阴润肺之品。适宜食物:香菇、红豆、胡萝卜、芹菜、莴笋、排骨、鸭梨、鸭肉、鳝鱼等。

1. 胡萝卜排骨粥

［制法］ 将排骨400克择洗干净,焯去血水;胡萝卜250克去皮、洗净、切粒,粳米80克,一起放入电压力煲中,加入清水1 000毫升。选择"煲粥"模式即可。后加椒、盐、葱粒适量调味。

［功效］ 益肝明目,利膈宽肠,降糖降脂,增强免疫力。适用于身体虚弱,需要补充营养的人群食用。

［注意事项］ 胡萝卜不宜与白萝卜同食。

2. 益母枣肉汤

［制法］ 先将鲜益母草200克、猪瘦肉100克洗净切片,红枣15克、花生25克洗净,一起放入煲中,加适量清水,武火煮沸后改文火煮2个小时,最后加适量盐调味即可。

［功效］ 益母草具有活血化瘀、调经止痛、利水消肿的功效;红枣具有补血养肝、养血安神、健脾和胃、补中益气、滋阴补阳的功效;瘦肉具有补血、预防缺铁性贫血、补充B族维生素、滋养补虚的功效。此汤具有活血通经、补血养肝、益气补虚、健脾和胃、滋养安神的功效,可以缓解痛经、补血补气。

［注意事项］ 月经量过多,脾虚者不宜饮用此汤;因益母草可能会导致流产,故孕妇不能食用;无血瘀及阴虚血少者忌用。

3. 丹参木耳香菇汤

[制法]　将香菇50克、木耳30克放入清水中泡发,去蒂洗净备用;猪瘦肉100克洗净,切成小块,一起放入炖盅里,加适量开水,隔水炖2个小时,最后加适量盐即可。

[功效]　促进人体健康,滋补养生,降低胆固醇,养血补血。适用于气血不足、身体虚弱、高血脂、动脉硬化的人群。

[注意事项]　不宜与藜芦同用;不宜与活血药物叠加使用,会加重出血;孕妇慎用。

4. 首乌丹参红枣猪肉汤

[制法]　将何首乌40克、丹参20克洗净切片,红枣100克洗净去核,猪腿肉250克洗净,切成片备用。接着往锅中加适量清水,煮沸后将所有食材放入,改文火继续煲2个小时,最后加适量盐调味即可。

[功效]　活血祛瘀,乌须黑发,养心安神,有益于血瘀质人群改善体质。

[注意事项]　孕妇不宜饮用。

5. 山楂糖水

[制法]　将山楂150克洗净,去核后打碎备用。锅中加适量清水,放入山楂碎,武火煮沸后改文火继续煮15分钟,加适量红糖,煮至完全溶化即可。

[功效]　美容祛斑,女性经期喝山楂糖水有利于活血排瘀及补血。

[注意事项]　不宜长期饮用,糖尿病患者忌用。

(四)冬季饮食调养

冬季养生原则:适量进食高热量的饮食,增加温热性食物

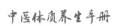

的摄取,多补充无机盐、维生素,遵循"减咸增苦"的原则。适宜食物:黑木耳、胡萝卜、百合、大白菜、番薯、芹菜、苦瓜、韭菜、菠菜、橙子、菠萝、牛肉、羊肉、鸡肉、蛋类、海带、甲鱼、鳝鱼、鲢鱼、虾。

1. 参楂粳米粥

[制法] 先将丹参加水熬取汁,然后山楂去核、切片备用。将丹参熬取的药汁、山楂、粳米放入电饭煲加水,按"煮粥"键(用锅的话煮 30~40 分钟)。粥熬好,倒入碗中,加入红糖调味。

[功效] 山楂具有消食积、散瘀血、驱绦虫的功效;丹参具有活血祛瘀、通经止痛、清心除烦、凉血消痈的功效;红糖具有补血、润心肺、和中助脾、缓肝气的功效。三者相配,具有活血化瘀、通经活络的功效。此粥具有化食消脂的疗效,适合减肥人群使用。

[注意事项] 糖尿病患者食用时不宜加红糖。

2. 首乌黑豆红枣粥

[制法] 将何首乌 20 克、黑豆 30 克、红枣 30 克和粳米 100 克分别洗净,沥去水分备用;然后往锅中加适量清水,放入所有食材,并加冰糖适量,用武火煮沸后改文火熬煮成粥。

[功效] 养肝补血,益肾抗老。适用于老年性肝肾不足、阴血亏损、头晕耳鸣、贫血、神经衰弱、高血脂、大便干燥等人群。

[注意事项] 大便溏泄与痰湿盛者忌食;切忌与猪肉、羊肉、血、无鳞鱼、萝卜、葱、蒜等同用;忌用铁器煮粥。

3. 当归乌鸡墨鱼汤

[制法] 将墨鱼干 70 克放入清水中泡发,洗净备用;葱 25

克洗净切段,姜 15 克洗净、拍破备用;乌鸡 1 000 克处理干净备用;然后,将当归 30 克、黄精 60 克、鸡血藤 120 克洗净切片,放入纱布袋中,再将纱布袋放入乌鸡腹中;其次,准备一口砂锅,放入乌鸡,加适量清水,武火煮沸后撇去浮沫;最后,将墨鱼、葱段、姜块放入锅中,加适量料酒和盐调味,改文火炖煮至鸡肉熟烂即可。

［功效］ 健脾止泻,滋阴清热,补肝益肾,活血调经,补血强身。适用于需要补气养阴、补精益肾的人群。

［注意事项］ 鸡肉性温,助火,肝阳上亢及口腔糜烂、皮肤疖肿、大便秘结者不宜食用;服用铁制剂时不宜服用;乌鸡中含有的丰富蛋白质会加重肾脏负担,因此,有肾脏疾病的患者应尽量少吃。

4. 黑豆红花饮

［制法］ 将黑豆 30 克洗净与红花 6 克一起放入锅内,加适量清水,用武火煮沸后,再改用文火煮,煮至黑豆熟烂,滤去黑豆、红花,留汁,加入红糖搅匀即成。

［功效］ 红花味辛、性温,能活血通经,散瘀止痛;黑豆味甘、性平,能补肾益阴、健脾利湿、除热解毒。此饮具有活血化瘀、缓急止痛的作用。适用于血虚气滞型闭经患者。

［注意事项］ 孕妇忌服。

5. 藏红花茶

［制法］ 将藏红花 5～10 根,加入适量开水,冲泡 10 分钟即可。

［功效］ 促进身体血液的循环,提高血液供氧能力,及时调节人体内分泌系统功能,提高人体免疫力和抵抗力,增强体

质。适用于内分泌失调及心脑血管疾病患者。

［注意事项］ 藏红花茶会导致孕妇子宫节律性收缩,大量饮用还会导致痉挛性收缩,严重者还会流产,因此,孕妇不宜使用此茶。

四、中医保健养生

（一）穴位按摩

1. *春季：血海*　　血海属于足太阴脾经,是治疗血证的要穴(图2-15),具有活血化瘀、补血养血、引血归经之功效。

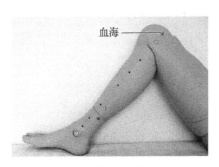
血海

图2-15　血海

［取穴方法］ 在膝上,髌骨内上缘上2寸,当股四头肌内侧头的隆起处。屈膝,以一手掌心按于对侧膝的髌骨上缘,示指至小指向上伸直,拇指呈45°斜置大腿内侧,拇指尖下。

［操作方法］ 按摩时,右手大拇指紧按右腿血海,用拇指指腹或指尖做顺时针按揉的动作,动作要轻柔、均匀、和缓,力度以感舒适为度,每次按摩160次。然后换左手按摩左腿血海,动作要领相同。早晚各一次。

2. *夏季：期门*　　期门属足厥阴肝经,为肝经之募穴(图2-16)。肝脏是体内的重要解毒器官,肝失疏泄,体内毒素则无法正常排出。刺激此穴位可增强肝脏的排毒功能,起到健脾疏肝、理气活血、平肝潜阳的功效。

［取穴方法］ 在胸部,第6肋间隙前正中线旁开4寸。男性在乳头直下两肋间,平巨阙(上腹部,脐中上6寸,前正中线上);女性在锁骨中线与第6肋间隙交点处取之。

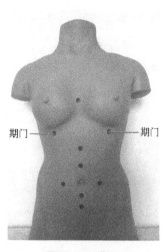

期门 —— 期门

［操作方法］ 先用手掌轻擦双侧肋部至微微发热,然后用拇指指面着力于期门上,由轻至重,等产生酸、麻、胀、痛、热和走窜等感觉后,再施以按揉的方式,让刺激充分达到肌肉组织深层,持续数秒

图 2-16 期门

后,渐渐放松,如此反复操作左右交替,每次每穴按压3~5分钟,每日两三次。

3. 秋季:心俞 心俞属于足太阳膀胱经,是心之背俞穴(图2-17)。心俞是心气在背部的输注之处,内通于心脏,能活血理气、扶正祛瘀,可以用于治疗各种血瘀。

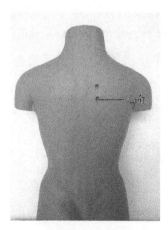

—— 心俞

图 2-17 心俞

［取穴方法］ 由平双肩胛骨下角之椎骨(第7胸椎)往上推2个椎骨(第5胸椎骨),棘突下双侧各旁开二横指(示、中指)处。俯卧位,在第5胸椎棘突下旁开1.5寸处取穴。

［操作方法］ 以一手掌置于心俞进行揉法,以顺时针为主,反

复3~5分钟后,再揉另一侧,力度要轻柔。

4. 冬季:三阴交　　三阴交是足太阴脾经、足少阴肾经、足厥阴肝经交会之处(图2-3),有通经活络、活血养血、滋阴补肾等作用,可以通过艾灸此穴来改善血液循环。

[取穴方法][操作方法]　参考"阴虚质养生"中"中医保健疗法"相关内容。

（二）循经拍打经络

1. 春季:手太阴肺经

[具体方法]　参考"平和质养生"中"循经拍打经络"相关内容。

[作用]　手太阴肺经可维持肺的功能。因此,调理好肺经对改善呼吸、滋养皮肤有很大的帮助,拍打手太阴肺经可改善咳嗽、气喘等呼吸系统疾病;同时对改善胸部不适、咽喉肿痛、肘臂疼痛等亦有较好的效果。

2. 夏季:手阳明大肠经

[具体方法]　取站立位,左臂自然下垂,用右手成虚掌拍打左臂,拍打5分钟后换左手成虚掌拍打右臂,拍打手法不应太重,一定要拍打整条经络。也可以取坐位,右臂弯曲,右手放在左侧大腿膝盖上方,左手成虚掌,从手腕开始,沿着大肠经的循行路线从下往上拍。同样的方法,右手成虚掌去拍打左臂。每天坚持拍打一次。

[作用]　① 参考"湿热质养生"中"循经拍打经络"相关内容。② 大肠主津,津液运行正常,皮肤才能滑润光泽;大肠与肺的治疗作用相辅相成,取大肠经的腧穴疏通糟粕之去路,保持正常的体液代谢。

3. 秋季：足少阳胆经

［具体方法］ 参考"平和质养生"中"循经拍打经络"相关内容。

［作用］ ① 参考"痰湿质养生"中"循经拍打经络"相关内容。② 缓解头颞部疾病,眼、耳、神志疾病。

4. 冬季：督脉和任脉

［具体方法］ 手成虚掌,顺着身体正中线上的任脉从下往上拍;或用手从下往上推或从上往下推。督脉处于人体背部的正中央,所以督脉的穴位在每一个椎体与椎体之间的腔隙内,拍打督脉需要他人协助。每日拍打督脉和任脉 2 次。

［作用］ 任脉在人体的前胸腹部前正中线上,起于会阴,止于承浆,任脉总任一身之阴,调节阴经气血,为"阴脉之海"。另外,对一身的阴经经脉气血具有总揽总任的作用。由于任脉起于胞中,具有调解月经、促进女子生殖及妊养胎儿的功效,可以通过针刺任脉上的穴位来治疗相对应的脏腑和经脉所过之处的局部病变,也可以通过补益阴经的气血,改善全身的气血虚弱症状。督脉是人体奇经八脉之一,六条阳经都与督脉交会于大椎,督脉对全身阳经脉气有统率、督促的作用,所以又有"总督诸阳"和"阳脉之海"的说法。拍打督脉主要调节阳经气血。督脉行脊里,入络脑,又络肾,与脑、髓、肾关系密切,可反映脑、髓、肾的生理功能和病理变化。

（三）足浴保健

对于血瘀质养生来说,四季均可用通经化瘀汤加减足浴。

通经化瘀汤加减

［组成］ 三棱 15 克,红花、川牛膝、乳香各 10 克,泽兰 20

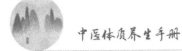

克,醋少许。

[作用] 三棱破血行气,消积止痛;红花活血通经,散瘀止痛;川牛膝逐瘀通经,通利关节,利尿通淋;乳香活血,行气,止痛;泽兰活血化瘀,行水消肿;醋可以增强活血通络止痛之效。

四季足浴具体加减见表2-4。

表2-4　一年四季通经化瘀汤加减足浴情况

季节	组　成	作　用
春	通经化瘀汤加白术15克,白芍10克	白术健脾益气,白芍养血柔肝。诸药相合,共奏活血祛瘀、通经活络、消积通滞、益气养血之效
夏	通经化瘀汤加丹参10克	丹参活血养血。诸药相合,共奏活血祛瘀、通经活络、行气和血之效
秋	通经化瘀汤加桃仁6克,紫苏10克;减红花、川牛膝、乳香各4克,泽兰20克	紫苏发汗解表,理气宽中;加桃仁活血祛瘀。诸药相合,共奏活血祛瘀、通经活络、行气和血之效
冬	通经化瘀汤加丹参10克,乌药20克	丹参活血化瘀,除烦安神;加乌药行气止痛,温肾散寒。诸药相合,共奏活血祛瘀、行气通络、健脾温肾之效

对于血瘀质养生来说,除通经化瘀汤加减足浴外,还可用表2-5足浴方药。

表2-5　血瘀质人群其他足浴方药

季节	方　剂	组　成
春	丹红汤	丹参20克、红花10克、生姜50克
夏	丹苏汤	丹参20克、苏木10克、荷叶15克
秋	桃红汤	桃仁10克、红花10克、甘草5克
冬	乌丹汤	丹参30克、乌药20克

五、运动养生

血气贵在流通,运动可增进气血的流通,因此血瘀质人群尤需运动,因其血液流通不畅,尤以阳虚、气虚兼夹多见,运动保持呼吸的均匀和深度,可以充分推动血液在全身的运行,使经络脏腑气血调和。运动量不宜过大,有氧运动较为合适,如深呼吸、八段锦等。运动原则:运动量不能过大,以身上微微出汗为宜。

(一)深呼吸

[具体方法] 选择空气新鲜的地方,每日进行 2~3 次。胸腹式联合的深呼吸类似瑜伽运动中的呼吸操,深吸气时,先使腹部膨胀,然后使胸部膨胀,达到极限后,屏气几秒钟,逐渐呼出气体;呼气时,先收缩胸部,再收缩腹部,尽量排出肺内气体。反复进行吸气、呼气,每次 3~5 分钟,呼吸频率为每分钟 16~20 次。

[注意事项] 深呼吸过程中不要过度耸肩。

(二)八段锦[25]

八段锦对控制血糖、血压,调节血脂,改善焦虑、抑郁情绪的效果显著。练习以身体微微出汗为宜,每天 1~2 次,每次 1~2 遍,每周应坚持 3~5 天[27]。

具体参考第三章"八段锦"相关内容。

第七节　气虚质养生

一、生活起居

气虚质人群对环境适应能力较弱,容易因季节交替、早晚温差过大,感受风、寒、暑、湿之邪而致病,患病之后又不易痊愈以致反复受病,迁延不断[11]。气虚质人群容易乏力、嗜睡。"久卧伤气",睡眠时间过长不利于脾胃之气运达全身,身体各部分得不到充分调养,倦怠乏力成为恶性循环。因此,既应当保证睡眠的充足,也要控制睡眠时间,春夏季宜早起,秋冬季宜晚起。调护总则:春捂秋少冻,夏温冬平补。

(一) 春季

春季多风,风性轻扬开泄,气虚质人群应当做好"春捂"工作,不要暴减衣被,应注意保暖,忌汗出当风。春季万物生发,气虚质人群卫阳不足,容易致感冒、风疹、麻疹等流行性疾病,故应当做好防护工作,预防感冒,必要时可提前注射疫苗防病;生病后要及时就医,防止病情加重;恢复期更要注意调养,防复感外邪,致病情迁延不愈。

(二) 夏季

盛夏时节天气炎热,气虚则肌表卫气不固,大汗之下容易伤津耗气,严重时会产生心慌、头晕、中暑甚至脱水休克的严重情形。因此,夏季应当避暑,防止阳光暴晒,出汗后应当及时补充水和盐分,以防虚脱。另外,不能过于贪凉,空调风太凉反而易受风寒。夏秋之际应当开始户外运动,并坚持至入秋,为过冬打下良好的身体基础。

（三）秋季

秋季干燥,气候变化大,易感受热、燥、寒邪,应预防支气管哮喘、秋季腹泻、脱发等;随着白天时间减少,宜顺应"秋收"的特点,不做运动量大的活动,以防津液过度外泄,耗伤阳气,以蓄积足够的能量,以奉"冬藏"。

（四）冬季

冬季由于风寒气冷,寒邪最易伤阳气,因此,气虚质人群应注意保暖防寒,减少外出活动。居家时,室内可采取一定的升温措施,如使用空调、地暖等;外出时,要多穿衣服、戴手套、围巾等。但应注意,室内温度不宜过高、穿衣不能捂得出汗,以防泄耗阳气。气虚质人群多疲乏困倦,可适当延长睡眠时间,饭后稍事活动,忌饭后即睡,睡前热水浴足也是一种很好的防寒保暖方式,不仅可以温暖入睡,还可以防护阳气。慎房事,勿竭肾精,宜固护闭藏。

二、情志调护

气虚质人群多性格内向,情绪不稳定,肺主一身之气,悲则气消,悲忧伤肺,所以气虚质人群不宜过悲。恐则气下,过度恐惧会伤肾,导致肾气失固,严重的有大小便失禁、遗精等症状。因此,在日常生活中,应当培养豁达乐观的生活态度,不可过度劳神,避免过度紧张,保持稳定平和的心态。宜多参加社会活动,多与别人交谈、沟通,以积极进取的态度面对生活。同时注意调节情绪,"以心治神",切勿独思苦想或愤怒不平,一旦情绪

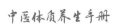

失衡,则会耗气伤身,影响健康。注重休眠养神,通过睡眠使身体内部各部位神经、关节、韧带、肌肉和器官无负荷或少负荷,进而达到积蓄精力,复苏体质的效果。此外,还需要培养健康的兴趣爱好。兴趣爱好是一种情感的结合剂,它能把一个人生活的酸甜苦辣、喜怒哀乐凝聚成意志,促人奋发图强。不参与无原则的争执,不计较鸡毛蒜皮的小事,以免受劳心伤神之苦。

三、饮食养生[39]

气虚质人群饮食养生总原则是培补元气、补气健脾、清淡易化。脾主运化,为气血生化之源,后天之气主要依靠脾胃的运化功能,因此,健脾胃的食物都对补气有好处,如黄芪、红枣、小米、粳米、扁豆、猪肚等。烹饪时宜久炖,熟透后方能固护脾胃之气。气虚质人群不宜多食生冷苦寒、辛辣燥热等偏颇较大的食物,也不宜食用过于滋腻、难消化的食品,以免产生"虚不受补"现象[40]。

(一)春季饮食调养

春季养生原则:疏肝理气和胃。

1. 小米红枣山药粥

[制法] 将山药去皮切成小块,红枣5枚,粳米、小米各适量,洗净,倒入高压锅中,盖上锅盖,煮20分钟,等待自然消气即可。

[功效] 中医认为红枣、山药最宜于春季食用,山药味甘,性平,具有健脾养肝、滋肺益气、补肾固精等功效。红枣、山药与粳米、小米煮粥食用,以健脾养肝益胃,滋阴润燥。常食小米对于气血两虚、脾胃虚弱十分有益;红枣补气健脾;山药补脾健胃,润肺滋肾。小米红枣山药粥治疗脾虚乏力效果很好。

［注意事项］　糖尿病患者不可多食。

2. 鲫鱼汤

［制法］　将鲫鱼刮去鱼鳞,剖开去内脏洗净后,用开水烫一下,再用凉水洗一遍,将香菜洗净,切成段。将油倒入炒锅里,置于武火上烧热,依次放入胡椒粉、葱丝、姜丝炒香,加入清水、姜汁、绍兴黄酒、盐、味精,将鲫鱼放入汤中,煮沸后改用文火,约炖 15 分钟,放入葱丝、香菜段和醋即成。

［功效］　和中开胃,活血通络,温中下气。适用于脾胃虚弱、不思饮食者。

［注意事项］　鲫鱼不宜和大蒜、砂糖、芥菜、南沙参、蜂蜜、猪肝、鹿肉及中药麦冬、厚朴一同食用;吃鱼前后忌喝茶。

3. 四君子茶

［制法］　将人参 6 克,白术、茯苓各 9 克,炙甘草 3 克,共研为粗末,放入保暖杯中,用沸水冲泡,盖焖 15~20 分钟。频频饮用,每日 1 剂。

［功效］　益气健脾。适用于年老体弱、全身倦怠乏力、面色苍白、脾胃气虚、消化力弱、饮食减少、腹胀肠鸣、大便有时溏薄者;大病初愈或虚弱患者,表现为不思饮食、食量减少、身体消瘦、语声低微、四肢无力。

［注意事项］　湿困中焦而脘闷、舌苔厚腻;或舌红津伤而口干烦渴者,均不宜饮用。

（二）夏季饮食调养

夏季养生原则:除湿行气运脾。

1. 南瓜粥

［制法］　将米和南瓜泥（将南瓜洗净、蒸熟,搅拌成泥）搅

匀置入锅中,加入适量水,水以没至原料面上 8~10 厘米为佳。先用武火煮,然后改用小火,不断搅拌,直至米粒完全烂熟即可。

［功效］　中医认为,南瓜味甘、性温,归脾、胃经,有补中益气、清热解毒之功,适用于脾虚气弱、营养不良、肺痈、水火烫伤者。《本草纲目》言其"补中益气"。

［注意事项］　煮的时候最好向同一方向不停地搅动,以防糊底。对南瓜过敏者,不能食用南瓜粥;南瓜性温,不可多食;对黄疸、气滞湿阻、脚气病患者最好不要食用南瓜粥;熬南瓜粥时,不可加入红枣,不然会破坏南瓜中的维生素 C。

2. 龙眼枣泥

［制法］　将谷芽、麦芽洗净,烘干研成粉备用,然后将龙眼肉、红枣洗净去核,放入锅内加水煮至六成熟,然后将姜汁和蜂蜜、谷芽、麦芽粉倒入,搅匀,文火略煮片刻,捣烂成泥。每日服用 15 克。

［功效］　健脾益胃,补气培元。适用于心脾两虚和气血两虚者。

［注意事项］　糖尿病患者不宜多食。

3. 山药莲子炖猪肚

［制法］　将猪肚洗净,用开水焯一下。锅内倒入适量清水,放入猪肚、料酒、盐、胡椒粉,武火煮沸后改文火煮 40 分钟,使猪肚熟软后捞出,用凉水浸泡再切条。香菇泡软、去蒂对切两半,同莲子、枸杞子一起放入高汤内,连同猪肚条煮 20 分钟即可。

［功效］　补气健脾。适用于脾胃虚弱导致的食欲不振、胃寒、胃胀及气血两虚导致的头晕、头痛。

［注意事项］　糖尿病患者不宜多食。

4. 甘麦红枣茶

［制法］ 将甘草、淮小麦研成粗末,每日用 30 ~ 50 克,加红枣 12 枚(去核),放入保温杯中,冲入开水,盖焖 10 ~ 15 分钟后饮用,最后可将红枣嚼服。如治失眠,可在临睡前 1 小时饮用。

［功效］ 养心宁神,和中缓急。适用于脏躁证(癔症),症见精神恍惚,时常悲伤欲哭,不能自主,烦躁不安,舌红少苔,脉细而数者;神经衰弱见失眠心悸、多汗者。

［注意事项］ 脘腹胀满属实者忌用;失眠者服此茶不宜同服浓茶或咖啡之类有兴奋作用的饮料;服此茶期间,禁用大戟、芫花、甘遂。

(三)秋季饮食调养

秋季养生原则:润燥益气养胃。

1. 参苓粥

［制法］ 将人参、白茯苓、生姜水煎,去渣取汁。将粳米入药汁内煮成粥,放入葱丝、笋片、鸡汤、料酒,将熟时加入少许盐、味精调味,空腹食用。

［功效］ 补中益气养肺。适用于脾肺两虚、气虚体弱、倦怠无力、食欲不振者。

［注意事项］ 在食用参苓粥时,忌食萝卜。

2. 素笋汤

［制法］ 先将备好的冬笋去皮洗净,切薄片,放沸水中略烫捞出,过冷水捞出沥干,黑木耳摘成小朵,香菜梗洗净后切段备用。炒锅放入鲜汤加葱姜汁、精盐、味精,武火煮沸再放笋、黑木耳,待煮沸后去浮沫放入香菜梗,淋上麻油,搅匀后盛入碗中即可食用。

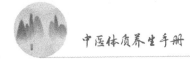

［功效］　补肺气、养肺阴。适用于肥胖症、冠心病、高血压、糖尿病和动脉硬化等。

［注意事项］　冬笋性寒，体弱多病者、婴幼儿、经期女性不可多食。

3. 黄芪膏

［制法］　先将黄芪、石膏、白茅根煎十余沸，去渣，澄清，取汁2杯，调入甘草末、山药末同煎，煎时以筷子搅之，勿令二末沉锅底，一沸其膏即成。再调入蜂蜜，令微似沸，分3次温服下，一日服完。如此服之，久而自愈。

［功效］　补益肺脏，清热润燥。适用于肺气阴两虚、肺失清肃以致稍感风寒即喘咳不已者。

［注意事项］　孕妇及经期女性忌用。

4. 生脉茶

［制法］　将黄芪3克、党参3克、五味子2克、麦冬2克用开水冲泡，即可饮用。

［功效］　益气滋阴，养心补肺。适用于体质虚弱、面色萎黄、时感气短者。

［注意事项］　阴虚体质者忌用。

(四) 冬季饮食调养

冬季养生原则：温阳补气健脾。

1. 山药桂圆粥

［制法］　将粳米淘洗干净，泡好，山药刮洗干净，切成小薄片，桂圆肉、荔枝肉、五味子均洗净一起放入锅中，加入冷水约1 000毫升，用文火煎煮；待米烂粥稠时，用白糖调好味，稍焖片刻即可。

［功效］　益智健脑,补肾生精,养血安神。适用于心脾血虚、失眠健忘、惊悸不安、神疲乏力、多寐健忘等肾精亏虚者。

［注意事项］　粳米不宜与马肉、蜂蜜同食;不可与苍耳同食,易导致心痛;山药与甘遂不可一同食用;也不可与碱性药物同服;内有痰火及湿滞停饮者忌用。

2. 参芪淮山乌鸡汤

［制法］　先将人参、黄芪、淮山药都倒入清水中清洗,清洗干净之后全部塞进乌鸡的肚子里,然后把乌鸡放进一个砂锅,并放入生姜、适量的盐,再加入清水,清水的量要没过乌鸡,盖上锅盖。在火上另外放一锅水,水煮沸后,将砂锅放进锅内隔水蒸,武火蒸3~4个小时之后就可以食用。

［功效］　补虚损,益正气。乌鸡性平、味甘,具有滋阴清热、补肝益肾、健脾止泻等作用。食用乌鸡,可提高生理机能、延缓衰老、强筋健骨,对防治骨质疏松、佝偻病、妇女缺铁性贫血症等有明显功效。

［注意事项］　大便干燥、便秘者慎用。

3. 黄芪茶

［制法］　将黄芪用开水冲泡后,调入少许蜂蜜即可。

［功效］　益胃固表,补气升阳,温精壮阳。适用于四肢无力、面色萎黄、腰膝酸软、心慌气短者。

［注意事项］　孕妇慎用,肺结核患者忌用。

四、中医保健方法

(一) 穴位按摩

1. 春季: 三阴交　　三阴,足三阴经也。交,交会也。三阴交是足太阴脾经、足少阴肾经、足厥阴肝经三条阴经中气血物质交会之处,补脾气之要穴(图2-3)。此穴除了可健脾益血外,也可调肝补肾,亦有安神之效,可帮助睡眠,预防子宫下垂等。

［取穴方法］［操作方法］　参考"阴虚质养生"中"中医保健疗法"相关内容。

2. 夏季:足三里　　足三里是补胃气之要穴(图2-1)。夏季暑湿之气较重,湿易困脾,按揉足三里可以调理脾胃、补中益气、增进食欲、帮助消化、提高机体防御疾病的能力。

［取穴方法］［操作方法］　参考"平和质养生"中"中医保健疗法"相关内容。

3. 秋季:太渊　　太渊是手太阴肺经之原穴、输穴,亦是八会穴之脉会(图2-18),补肺气之要穴,出自《灵枢·本输》。此穴具有补肺益气的作用,对气虚乏力、说话无力的效果明显。

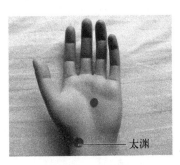

太渊

图2-18　太渊

［取穴方法］　通常采用正坐,伸臂侧掌,此穴在腕掌侧横纹桡侧,桡动脉搏动处。从感觉到波动处稍往桡侧移动,至凹陷处。

［操作方法］　可用双手大拇指直接点压此穴,自觉局部有酸、麻、胀感觉时即可,坚持每次按摩5~8分钟,每日按摩2~3次。

4. 冬季:涌泉　　涌泉是足太阴肾经的首穴,补肾气之要穴(图2-10)。此穴具有补肾壮阳、强筋壮骨、增强体质、提高免疫力的作用。坚持按压此穴,可减轻手脚不温症状,使人精力旺盛,防病能力增强。

［取穴方法］ 参考"阴虚质养生"中"中医保健疗法"相关内容。

［操作方法］ 在床上取坐位,双脚自然向上分开,或取盘腿坐位。然后用双拇指从足跟向足尖方向涌泉处,作前后反复的推搓 60~90 次,直到有热感为佳。

（二）循经拍打经络

1. 春季:足厥阴肝经

［具体方法］ 可平坐亦可站立,手成虚掌,自足内踝开始,沿小腿内侧从下往上拍打至大腿内侧为一次,每天拍左右大腿各 10~20 次。力度要适中,可随时随地进行操作,不必拘泥。

［作用］ 适用于肝气虚证,月经量少,大腿与骨盆疼痛,下肢乏力,易倦,胸胁胀痛,面色晦暗,干燥无光泽者。

2. 夏季:手少阴心经

［具体方法］ 参考"平和质养生"中"循经拍打经络"相关内容。

［作用］ 宽胸宁心,活络止痛。适用于心气虚、失眠多梦健忘、胸闷心悸、气短、乏力、盗汗者。

3. 秋季:手太阴肺经

［具体方法］ 参考"平和质养生"中"循经拍打经络"相关内容。

［作用］ 适用于肺经不通、怕风易汗、动则气短、面色无华者。

4. 冬季:足少阴肾经

［具体方法］ 参考"平和质养生"中"循经拍打经络"相关内容。

[作用] 有利于经脉气血通畅,从而养肾补肾;并且有帮助肾脏排出毒素,减轻肾脏负担,预防衰老的作用。适用于肾气不足、肾经不通、乏力水肿、骨质易增生、腰腿酸软发冷、早衰、皮肤干燥、面色晦暗、夜尿频多者。

(三)足浴保健

对于气虚质养生来说,四季均可用五味养气汤加减足浴。

五味养气汤加减

[组成] 黄芪20克,人参、白术各15克,五味子、炙甘草各10克。

[作用] 此方根据补中益气汤化裁而来,保留黄芪、人参、白术、炙甘草补气健脾;配上五味子敛气益气,补肾宁心。

四季足浴具体加减见表2-6。

表2-6 一年四季五味养气汤加减足浴情况

季节	组 成	作 用
春	五味养气汤加炒白芍10克	炒白芍可养血柔肝,敛阴收汗,补益脾气之时,借助白芍收敛之性以求敛气之功。诸药相合,共奏健脾益气、温阳补肾、敛气安神之效
夏	五味养气汤加藿香15克,减人参5克	藿香可化湿和胃、祛暑解表,并使气机通畅而湿浊得以化解。诸药相合,共奏健脾益气,宁心安神,化浊除湿之效
秋	五味养气汤加黄芪10克,桔梗6克;减白术5克,人参9克,五味子、炙甘草各4克	黄芪补气升阳,利尿消肿;桔梗宣肺升阳,使清阳得以上升,以保肺气宣散通降正常。诸药相合,共奏健脾益肺,补气敛气,宁心安神之效
冬	五味养气汤加补骨脂15克,减人参5克	补骨脂补肾温脾,纳气助阳,并使阳气得以温通。诸药相合,共奏健脾益气,宁心安神,温肾助阳之效

对于气虚质人群养生来说,除五味养气汤加减足浴,还可用表2-7的足浴方药。

表2-7　气虚质其他足浴方药

季节	方剂	组成
春	芪黄汤	生姜50克、黄芪30克
夏	雪芪汤	藿香、黄芪各30克
秋	五倍黄芪汤	五倍子6克、黄芪30克
冬	骨脂芪汤	补骨脂、黄芪各30克

五、运动养生

"久卧伤气,劳则气耗",气虚者可微动四肢,以流通气血,促进脾胃运化,改善气虚质,但不可过于劳作,以免耗伤正气。选择一些比较柔缓的、中小强度的有氧运动,如散步、八段锦等。运动宜持之以恒,可隔天或一周2次,每次半小时到1小时,并通过运动逐渐控制体重。气虚质人群的体能偏低,宜适当增加锻炼次数,减少每次锻炼的总负荷量,控制好运动时间,循序渐进,顺应四时。

(一)养肾功

肾为元气之根,故气虚宜做养肾功。具体步骤:① 屈肘上举。端坐,两腿自然分开,双手屈肘侧举,手指伸直向上,与两耳平。然后双手上举,以两胁部有所牵动为度,随即复原,可连做10次。此动作对气短、呼吸困难者有缓解作用。② 抛空。端坐,左臂自然屈肘,置于腿上,右臂屈肘,手掌向上,做抛物动作3~5次,然后右臂放于腿上,左手做抛空动作,与右手动作相同,

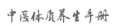

每日可做 5 遍。③ 荡腿。端坐,两脚自然下垂,先慢慢左右转动身体 3 次,然后两脚悬空,前后摆动 10 余次。此法可以活动腰膝,具有益肾强腰的功效。

(二)"六字诀"之"吹"字法

"六字诀"是一种吐纳法。它是通过嘘、呵、呼、呬、吹、嘻六个字的不同发音口型,唇齿喉舌的用力不同,以牵动不同的脏腑经络气血的运行。直立或者端坐,自然呼吸,身心放松;用鼻缓缓吸气至满,同时将腹部鼓起;闭气,至气急,做"吹"字口型慢慢将气呼出;以上吸气、呼气为一次,反复做 24 次。

(三)呼气提肛法

明代"养生十六宜"指出:"谷道宜常撮。"谷道指肛门。首先吸气收腹,收缩并提升肛门,停顿 2~3 秒之后,再缓慢放松呼气,如此反复 10~15 次。

(四)养丹田

两目轻闭,两手掌心重叠放在肚脐下方小腹部,意念集中在小腹部约 5 分钟。此法能提高人体的精力、体力、智力、免疫力与活力。

(五)八段锦

具体参考第三章"八段锦"的相关内容。

(六)慢速放松跑

一般慢速放松跑时感到轻松舒服,无疲劳感,心率控制在每分钟 110~130 次,呼吸自然,稍有气喘,动作无要求。一般每周 2~3 次,每次练习 20 分钟左右。坚持经常锻炼,改善心肺功能,达到健身效果。跑步可以促进血液循环,预防各种心脏疾病,保持良好的心脏功能。

（七）呼吸冥想

呼吸冥想也称之为"意识呼吸冥想法"，选择一个舒适的姿势让自己放松下来，双手自然地放在膝盖上，自然闭眼，放松全身，把注意力放在呼吸上，观察自己呼吸的声音，让呼吸的状态自然平静。吸气时，想象自己正在感受大自然给予身体的能量；吐气时，感觉所有的紧张，浊气排出体外。你可以根据自己的状态来调节冥想时间。开始时，时间可以稍短，5 分钟左右，然后慢慢增加到 10 分钟、15 分钟以至更长。每天进行呼吸冥想可以缓解精神和身体的压力，建立良好的身体状态。

（八）打乒乓球

打乒乓球能使身体得到全面的锻炼，具有养神、护眼、健脑的作用。虽然只用右手或左手握拍打球，但在左推右挡中，胸肌、腹肌及颈椎会自然随之运动。又由于每个动作都是眼观球、手击球和腿跑位等一系列运动的有机组合，又会有效地锻炼人的反应能力和全身的协调能力。另外，运动常在娱乐性很强的比赛氛围中进行，不易产生单调感和厌倦感，总令人乐而为之，在不知不觉中得到锻炼。一般每周练习 2～3 次，每次练习 30 分钟左右，以取身体微汗为宜，不要运动量过大，导致出大汗，而伤津耗气。

第八节 气郁质养生

一、生活起居

（一）春季

春季是冬季与夏季的过渡季节，冷暖空气势力相当，出门要注意防风，适当地"捂一捂"；居处要注意室内卫生和开窗通风，同时应避免冷风入室；作息时间要顺应四时变化，做到起居有常，春季"夜卧早起"。

（二）夏季

夏季为四季之盛，日长夜短，气候炎热，外出时衣着材质以轻、柔、薄、软为佳，宜穿浅色衣服，更有效地帮助人体散热；作息时间上做到"夜卧早起"。

（三）秋季

秋季天气转凉，衣被添加进度应缓，可有意识地让身体"冻一冻"；作息时间上做到"早卧早起"。

（四）冬天

冬季天气寒冷，机体抵抗力下降，参加户外活动要注意保暖；作息时间上做到"早卧晚起"。

二、情志调护

根据《素问·阴阳应象大论》中"喜胜忧"的情志相制原则，气郁质人群，平时宜乐观开朗，不苛求自己也不苛求他人，如果心境抑郁不能排解时,要积极寻找原因,及时向朋友或者家人倾诉;学会发泄,不要太敏感,放松心情,多交一些性格开朗的朋友,开朗的人一般气机都舒畅,经常和这样的人在一起,自己的情绪也会平稳;宜欣赏节奏欢快、旋律优美的乐曲,还宜看喜剧、励志剧,以及轻松愉快的相声表演。注重培养乐观情绪,积极主动参加有益的社会活动,提高学习和工作热情,学会与人交往,培养兴趣爱好,以利气血和畅,营卫流通,改善不良情绪[41]。

三、饮食养生

气郁质人群饮食养生总原则:理气解郁、调理脾胃,以行气为主,多食具有行气功能的食物,如金橘、陈皮、佛手、山楂、橙子、菊花、玫瑰花、茴香菜等;并可少量适当饮酒以活血行气;宜少食具有收敛酸涩之性等容易加重气滞表现的食物,如石榴、杨桃、柠檬、乌梅、酸枣等;少食肥甘厚味的食物,亦不可多食冰冷食物;忌食辛辣、咖啡、浓茶等刺激品,尤其睡觉前[35]。

(一)春季饮食调养

春季养生原则:省酸增甘,以养脾气。

春季肝气旺盛,会影响到脾,因此,春季容易出现脾胃虚弱症状,这也是慢性胃炎和消化道溃疡多在春季频繁发病的原因之一。饮食宜清淡可口,少吃酸味食物,如醋、乌梅、各种酸味果汁等。立春后不适合进补,因为阳气生发,堆积了一个冬天的毒素也正在向外"发陈",火气比较旺,食补品如同火上浇油。此外,辛辣刺激性食物和火锅烧烤之类的油腻性食物会加重肠道内热堆积,应少吃或不吃。

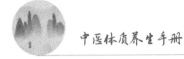

1. 香菜萝卜粥

［制法］　将香菜 15 克、萝卜 150 克一起煮粥或煮汤食用。

［功效］　增进食欲,消积滞,调节胃气,理气通络,提高消化能力。

［注意事项］　通常不适合体质虚弱、气血虚弱、容易腹泻人群食用,会加重症状;煮的时间不宜过长,控制在 15 分钟即可;一次食用量不宜过多,避免引起身体不适。

2. 茉莉花粥

［制法］　将茉莉花 6 克煎煮取汁,粳米 50 克共煮为粥,待粥将成时,加入茉莉花汁,再稍煮片刻即可。

［功效］　茉莉花有理气安神、温中和胃之功效,可安定情绪,疏解郁闷,改善昏睡及焦虑现象,对慢性胃病、经期失调也有功效。

［注意事项］　茉莉花辛香偏温,燥结便秘者慎食;孕妇禁用。

3. 砂仁陈皮鲫鱼汤

［制法］　将砂仁 6 克、陈皮 10 克、鲫鱼 200 克一起煨成汤,用调料调味即可。

［功效］　行气调中、理气健脾、补虚和胃。适用于脘腹胀满、脾胃不和者,同时可以清心润肺。

［注意事项］　肺结核、支气管扩张、干燥综合征者不宜食用。

4. 金橘茶

［制法］　将金橘 10 克用适量水煎取汁,以煎煮液代茶饮即可,可加红糖调味。

［功效］　气郁质人群饮用金橘茶,利用其味酸性温而能理气通络的作用,条畅体内郁结的气机,从而缓解气机郁结引起的身体某些部位胀闷、疼痛、失眠、情绪不稳等症状。

［注意事项］　食用量不宜过多;不宜与萝卜、牛奶同食;空腹不宜食用。

（二）夏季饮食调养

夏季养生原则:增甘减辛,健脾益气。一年四季中夏季是阳气最盛的季节,气候炎热而生机盎然。此时人体新陈代谢旺盛,皮肤毛孔开泄,而使汗液排出,调节体温,以适应暑热的气候。夏季阳气在外,阴气内伏,人的消化功能较弱,食物调养应着眼于清热消暑,健脾益气。因此,饮食宜选清淡爽口,少油腻易消化的食物。酷暑盛夏,因出汗多,常感口渴,适当食冷饮,可帮助体内散发热量,补充水分、盐类和维生素,起到清热解暑的作用,如西瓜、绿豆汤、赤小豆汤等,但切忌暴食冷饮、生冷瓜果等[42]。否则,饮冷无度会使胃肠受寒,引起疾病。

1. 油菜粥

［制法］　先将粳米50克煮为粥,待粥将成时,加入嫩油菜100克,改文火煮至粥成,加盐调味即可。

［功效］　油菜味辛,性温,善入心、脾二经,与粳米共煮为粥,既可健脾补益,又可调中下气。适用于脾胃不调、血瘀腹痛及痛经者。

［注意事项］　麻疹后、疥疮、目疾者不宜食用。

2. 鹌鹑萝卜汤

［制法］　将萝卜200克、鹌鹑肉100克洗净切好后,先放入锅内略炒,再加水煨汤,待鹌鹑肉熟烂后,加盐调味即可。

［功效］ 清润滋补,滋阴健脾,益中气,壮筋骨。适用于消化不良、身体虚弱、咳嗽哮喘者。

［注意事项］ 不宜与菌类同食。

3. 玫瑰茉莉花茶

［制法］ 将玫瑰花 10 克、茉莉花 5 克阴干,冲汤代茶饮服。建议气郁质人群将玫瑰茉莉花茶与适量香橼、陈皮一起泡茶,以加强理气解郁的功效。

［功效］ 理气解郁,活血化瘀,养气补血,滋养美容。适合肝郁气滞、两胁胀痛、急躁易怒、月经不调者。

［注意事项］ 胃寒、腹泻、常感到身体疲倦、身体虚弱者不适宜饮用;玫瑰花茶具有收敛的作用,长期便秘者不适合饮用。

4. 萝卜清酒煎

［制法］ 将鲜萝卜 150 克捣烂取汁液约 2 匙,加入米酒少许,煎热,一次服用。

［功效］ 活血理气解郁,促进肠胃蠕动,帮助消化,提高人体免疫力,理气解郁。

［注意事项］ 不宜与水果一起食用;体质虚弱者、酒精过敏者及孕妇不宜食用。

(三)秋季饮食调养

秋季养生原则:增酸减辛,收敛补肺。立秋是秋季的开始,时值三伏,炎热的天气还会持续几天,渐渐转凉,凉风起,秋意浓,随着季节和温度的转变,不同体质的人也需要根据不同季节进行饮食起居的调整,以顺应天时,调养身心,预防疾病。

1. 冰糖柚子菊花粥

[制法] 将糯米少许、粳米一小碗用水泡半小时,菊花10朵开水泡开后,去花托留花瓣,放入米中,武火煮沸,改文火熬煮。20分钟后,放入柚子丝和冰糖,不停搅动,持续10分钟,使粥呈黏稠状为止。

[功效] 养肝益颜,益气生津,疏风清热。

[注意事项] 菊花以色白开小花者为佳,黄色次之;气虚胃寒,食少泄泻者少用。

2. 芹菜萝卜汤

[制法] 将芹菜20克切段,白萝卜300克去皮切片,一起放入汤锅倒入适量清水,煮约1小时,加入少许精盐调味即成。

[功效] 下气消滞,促进肠道的运动和帮助消化,美容养颜,增强肌肤的抵抗力。对偏头痛有改善作用[43]。

[注意事项] 不宜临睡前食用;体质偏寒、脾胃虚弱的人不宜多吃。

3. 三花茶

[制法] 将玫瑰花7朵、茉莉花5朵、绿梅花5朵共放入杯中,用开水冲泡,焖3~5分钟即可。

[功效] 缓解疲劳,舒缓心情,舒解体内郁气,健脾养肝。适用于心烦、头昏者。

[注意事项] 平素肠胃功能欠佳者慎用。

4. 香橼茶

[制法] 将香橼洗净切片用盐水浸泡后,于通风处晾干,用适量盐腌后放入玻璃瓶或瓷罐中备用,每次10~20克,用开

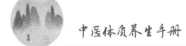

水冲至咸淡适宜为度时服用。将其与玫瑰花或金橘皮一起泡茶饮用，以加强理气解郁的作用。

［功效］ 疏肝理气，和中化痰。适用于缓解气郁质者肝胃气滞导致的胸胁胀痛，呕吐噫气者。

［注意事项］ 孕妇慎用。

5. 黄花菜

［制法］ 选用加工晒干后的黄花菜，吃之前先用开水焯，再用温水浸泡2小时以上，下锅时火力要大，彻底加热。黄花菜一般不单独炒食，可配黑木耳等其他食料。

［功效］ 健胃，补血，安神。改善神经衰弱、心烦不眠等症。

［注意事项］ 不可食用新鲜黄花菜，因其含有秋水仙碱，可造成胃肠道中毒症状；脾胃虚弱者少吃为宜；哮喘病者不宜食用。

（四）冬季饮食调养

冬季饮食养生以增咸减苦，补阳气为原则。"冬至一阳初生"被认为是生机的开启，所以古时冬至是一个非常重要的节气，有"冬至大如年"的说法，不仅放假休息，而且还有祭祀等重要活动。冬至的养生要点是"安心静体"以养初生之阳，冬至前后是进补的最好时机。气郁质人群在冬季应该多吃一些促进血液循环和营养丰富的食物，也可以适当地吃些肉类进行调理。平时应该多吃一些温补的食物，这在一定程度上能够有效缓解身体不适症状[44]。

1. 甘麦红枣粥

［制法］ 先煎甘草15克，去渣，后入小麦50克、红枣10枚，煮粥。空腹服用。

［功效］ 益气,宁心安神。适用于妇女脏躁,精神恍惚,时常悲伤欲哭,不能自持者,或失眠盗汗,舌红,脉细数者。

［注意事项］ 口腔溃疡、甲状腺功能亢进症、神经症、狂躁型精神病患者禁用。

2. 百合莲子汤

［制法］ 将干百合 100 克浸泡一晚后,冲洗干净。干莲子75 克浸泡 4 小时,冲洗干净一起放入清水锅内,武火煮沸后,加入冰糖 75 克,改用文火继续煮 40 分钟即可。

［功效］ 安神养心,健脾和胃,益精养志。可帮助缓解肠胃压力,改善感冒及心烦不眠症状。

3. 肉片佛手汤

［制法］ 煲锅内加水,待水沸后放入切好的佛手瓜片 250克,加盖煮熟后,再将猪肉片 100 克放入,待猪肉片完全变色后即可关火,加盐搅匀,即可食用。

［功效］ 行气止痛,和胃化痰。适用于食欲不振、胸脘堵闷、疼痛作胀者。

［注意事项］ 体质虚弱的人应少食。

4. 荔枝核茶

［制法］ 将荔枝核洗净沥干,放入 500 毫升水中,上锅加盖武火煮沸后改文火煮几分钟,加入适量红糖再煮几分钟,熄火盛入保温桶内保存,分多次饮用。

［功效］ 温中散寒。适用于改善寒凝气滞的胃脘疼痛胀气,以达通气散结、理气止痛、调痛经的功效。

［注意事项］ 饮用荔枝核茶时不宜空腹,饭后 30 分钟饮用最佳;孕妇忌用。

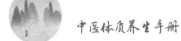
（五）饮食禁忌

气郁质人群宜少食具有收敛酸涩之性等容易加重气滞表现的食物,如石榴、杨桃、柠檬、乌梅、酸枣等。

四、中医保健方法

（一）穴位按摩

1. 春季：天枢　天枢属足阳明胃经经脉的穴位（图2-19）。此穴对气郁质人群调理气机,保持气机通畅起到非常关键的作用,是疏导瘀滞的枢纽。春季若气血瘀滞则容易造成气机不畅,会影响到全身阳气的生发,而按揉天枢正好可以解决这一问题。

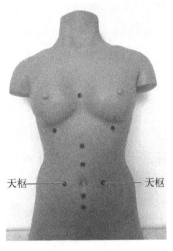

图2-19　天枢

［取穴方法］　仰卧,肚脐旁开三横指,按压有酸胀感处。

［操作方法］　先将双手相互搓热,再把手掌左上右下叠放于肚脐上,双手顺时针方向按揉150次;再以逆时针方向按揉150次。

2. 夏季：膻中　膻中属任脉,是足太阴、足少阴、手太阳、手少阳,任脉之会（图2-20）,具有调理人身气机之功能,是宗气聚

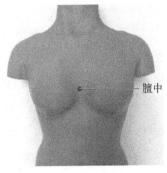

图2-20　膻中

集之地,可用于一切气机不畅导致的不适,如失眠、情绪不稳、食后易气胀等症状。

[取穴方法]　男性膻中在两乳头之间中点;女性乳头位置不确定,可由锁骨向下数第 3 根肋骨下间隙,与前胸正中会合处,即平第 4 肋间,当前正中线。

[操作方法]　取正坐或仰卧的姿势,掌根紧贴膻中,按顺时针环形揉动 3~5 分钟,力量不宜过大,以局部发热为佳。

3. 秋季:曲池　　曲池是人体腧穴之一,是手阳明大肠经之合穴(图 2-21),贯通一身之气,有调和气血、疏风清热、调和营卫、清热和营、理气和胃、降逆活络、疏经通络的作用,可用于缓解气郁质人群胸中烦闷、头晕头痛、便秘等症。

[取穴方法]　取穴时,将肘臂弯曲呈 90°,肘横纹外侧(大拇指侧)端。

[操作方法]　每天早晚用拇指指腹垂直按压曲池,每次 1~3 分钟,使酸胀感向下扩散。

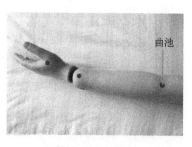

图 2-21　曲池

4. 冬季:肝俞　　肝俞是足太阳膀胱经上面的背俞穴,即脏腑精气输注于背部的俞穴(图 2-14),被称为"天启顺气的阀门"。冬季一身阳气均收藏在内,气郁质人群往往由于气血运行不畅而造成瘀滞,肝俞具备疏肝理气的功能,刚好解决这个问题。

[取穴方法]　参考"阳虚质养生"中"中医保健方法"相关内容。

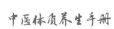
［操作方法］ 取俯卧姿势,术者的双拇指分别按压在双侧肝俞上,做旋转运动,由轻到重以能承受为度,每次持续 10~30 秒,每天 3~5 次。

（二）循经拍打经络

1. 春季：足少阴肾经

［具体方法］ 参考"平和质养生"中"循经拍打经络"相关内容。

［作用］ 春季气郁质人群经常拍打肾经,有利于保持气血通畅,促进人体阳气的收藏和固摄。

2. 夏季：手厥阴心包经

［具体方法］ 可平坐亦可站立,先用右手拇指用力按压左侧腋窝(极泉)若干下,再沿左侧上臂内侧尺端向下拿捏,过肘关节继续向下直至手腕内侧小鱼际附近,最后揉捏小鱼际,如此重复 50 次,然后换左手拿捏右臂。每天早晚各做一组。

［作用］ 对气郁质人群来说,拍打心包经可温煦内脏,并将夏季火气从心经疏散,使人血脉通畅而神清气爽,不致外寒内热、经脉阻滞而致疾。

3. 秋季：足少阳胆经

［具体方法］ 参考"平和质养生"中"循经拍打经络"相关内容。

［作用］ 秋季是人体阳气生发的阶段,此时胆经当旺,气郁质人群经常拍打胆经,有利于保持阳气正常生发,气血通畅。

4. 冬季：手太阴肺经

［具体方法］ 参考"平和质养生"中"循经拍打经络"相关内容。

〔作用〕 冬天气温低,气郁质人群经常拍打肺经,有利于保持肺经气血通畅,经气旺盛,可使人脏气通顺,避免外邪侵袭。

（三）足浴保健

1. 春季：杞附汤

〔组成〕 枸杞子、香附各 30 克。

〔功效〕 充实正气,理气解郁,改善睡眠质量。

2. 夏季：藿香香附汤

〔组成〕 藿香、香附各 20 克。

〔功效〕 改善气郁致湿、胁痛腹胀、不思饮食等症状。

3. 秋季：紫苏香附汤

〔组成〕 紫苏、香附各 15 克。

〔功效〕 活血驱寒。不仅能够促进腿脚血液流通,也可改善气郁不舒、调经止痛。

4. 冬季：合欢香附汤

〔组成〕 香附、合欢皮、玫瑰花、乳香、白术、乌药各 10 克[45]。

〔功效〕 疏解郁结,缓和紧张,减轻疲劳,改善失眠等。

五、运动养生

气郁质是由于长期情志不畅、气机郁滞而形成的,体育锻炼的目的是调理气机,舒畅情志。应尽量增加户外活动,可坚持较大量的运动锻炼。

气郁质人群运动方法主要以中、高强度为主,如跑步、登山、游泳、打球、武术等,有鼓动气血、疏发肝气、促进食欲、改善睡眠的作用。也可有意识地学习一项技术性强的体育项目,定时进行练习,从提高技术水平上体会体育锻炼的乐趣,是缓解气郁的好方法。下棋、打牌、做瑜伽、打坐放松训练等有舒畅情志、分散注意的作用,同时又可促进人际交流,改善抑郁情绪。抑郁者还常伴有焦虑状态,可练习太极拳、武术、甩手操等,调息养神。根据一年四时的季节变化,推荐以下养生活动[46]。

（一）春季运动养生

春季气温仍低,活动时要注意防风御寒,肢体不要过于裸露。

1. 跳舞　　跳舞既能强身健体,陶冶情操,增进自信,又能在跳舞的同时交朋结友,促进交流,特别适合气郁质人群愉悦身心,并且四季皆宜。

2. 放风筝　　放风筝是集休闲、娱乐和锻炼为一体的养生活动。风筝放飞时,人不停地跑动、牵线、控制,通过手、眼的配合和四肢的活动,可达到活动筋骨、强身健体、调畅情志的目的,时间控制在 30~60 分钟。中老年人放风筝时要注意保护颈部,不要后仰时间太长。

3. 垂钓　　春季温度渐升,水下的鱼群也变得活跃起来,春季适宜垂钓。垂钓能去除杂念、平心静气、舒缓神经,对于气郁质人群非常有益。垂钓时注意安全,防止溺水。

另外,打太极拳参考第三章"太极章"相关内容。

（二）夏季运动养生

夏季天气炎热,贸然进行不恰当的活动,反而适得其反。入夏后宜选择体能消耗少、时间消耗适宜的活动。

1. 散步　　夏季散步应注意选择在树荫下或有风的河边、海边或公园的林荫道,时间控制在 1 小时内。建议选择清晨或晚饭后散步,不宜空腹散步,以免发生低血糖。

2. 室内羽毛球 室内羽毛球因无日晒烦恼,是夏季活动的理想选择之一。打羽毛球不仅可以强身健体,改善抑郁情绪,还可促进新陈代谢,使体内毒素随汗排出。活动时间可根据自身情况而定,青少年以 40~50 分钟为宜,老年人和体弱者以 20~30 分钟为宜。

另外,瑜伽及游泳可参考"阴虚质养生"中"运动养生"相关内容。

（三）秋季运动养生

秋季秋高气爽,是锻炼身体的黄金季节,每天活动 30 分钟左右,有益于身心健康。

1. 爬山 爬山能增加肺通气量和肺活量,增强血液循环,可约上三五好友同行,交谈说笑,愉悦身心,放松心情。建议每周爬山一次,每次 30~60 分钟。爬山后注意保暖,可以通过泡脚等方式缓解疲劳。

2. 长跑 长跑不仅能增强血液循环,改善心功能和脑细胞的氧供应,还能有效地刺激代谢,对气郁质人群也可作为发泄式锻炼。建议每周坚持 2 次长跑,每次跑 5 000 米以上。年老体弱者、平时无体育锻炼者,可循序渐进,逐渐增加活动强度。

另外,骑行可参考"痰湿质养生"中"运动养生"相关内容。

（四）冬季运动养生

冬季活动应选择在避风向阳、温暖安静、空气新鲜的旷野或有草坪之处,不要随意脱衣露体,尽量选择动作幅度较小、热量消耗较大的活动。

1. 冬泳 冬泳能增强人体对冷刺激的适应能力,提高免疫力。建议每次游 500~1 000 米,下水前应做好热身运动,在水里的时间最好不要超过 50 分钟。

2. 滑雪　　滑雪可以锻炼身体的平衡性、协调性和柔韧性,也有一定的趣味性,对气郁质人群非常适宜。建议每次滑雪控制在 1 小时左右,注意保护好关节部位,预防跌伤。

3. 跳绳　　冬季在室内跳绳是一个不错的选择。跳绳具有耗时少、耗能大的优点。建议每次持续跳绳 10 分钟。

第九节　特禀质养生

一、生活起居

特禀质在日常生活中应顺应四时的变化,春护肝,夏保心,秋保肺,冬保肾,遵循"春夏养阳,秋冬养阴""虚邪贼风,避之有时"的原则。

(一) 春季

《遵生八笺》中说:"春三月,食味宜减酸益甘,以养脾气。"春季,阳气升发,应"夜卧早起,广步于庭",适度运动,使春气之升发有序,阳气之增长有路,符合"春夏养阳"的要求。

(二) 夏季

《备急千金要方》曰:"夏七十二日,省苦增辛,以养肺气。"夏天正是心气当旺的季节,气候炎热,人体阳气易于向外发泄,应"夜卧早起,无厌丁日"。适当午休,避炎热,消除疲劳。

(三) 秋季

《遵生八笺》中说:"当秋之时,饮食之味宜减辛增酸以养肝气。"秋天充满肃杀之气,为"阳消阴长"的过渡阶段,气候冷热多变,稍不留意便感受外邪,旧病也易复发,因此秋天应"早卧早起,与鸡俱兴"。

(四) 冬季

《遵生八笺》中对冬三月摄生是这样说的:"饮食之味,宜减咸增苦,以养心气。"在五行中,冬季属水,正是肾气当旺的季

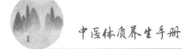

节。而火属心,心气在冬季是偏衰的,水又能克火。冬季气候寒冷,阴气盛极,阳气潜伏,宜"早卧晚起,必待日光",早睡以养人体阳气,晚起以护人体阴精。

注意事项

① 春游时尽量远离花粉,必要时戴口罩和眼镜。② 在使用空调前必须深度清洁空调。③ 室内定期开窗通风,以降低尘螨浓度;家中器具应及时清洗及除尘等。④ 不宜养宠物。⑤ 有条件者可到医院检测过敏原,针对性预防。

二、情志调护

特禀质人群性格易自卑、孤僻、胆怯,其心理特征因禀质特异情况而不同,但多数对外界环境适应能力差,会表现出不同程度的内向、敏感、多疑、焦虑、抑郁等心理反应,可酌情采取相应的心理保健措施,故特禀质人群的心情宜舒畅,避免忧郁、恼怒等情志刺激,不宜过于敏感,学会放松心情,以免气机郁遏而生疾患。不良情绪因素也可使过敏性疾病加重,如慢性荨麻疹、过敏性结肠炎的发作,常与情绪因素有关,这类疾病患者更应舒畅情怀[47]。具体调护方法如下。

(一) 说理开导法

说理开导法是以语言交谈方式来对患者采取启发诱导,通过改变患者不合理的认知来改变不良情绪和情感活动的心理治疗方法,属于中医认知疗法,它以实现认知与行为的结合为核心;以解除顾虑,增强信心,改变行为为目标。

（二）顺情从欲法

顺情从欲法是指顺从患者的意愿、情绪,满足其身心需求的一种精神疗法,其强调当客观事物或情境符合主体的需要和愿望时,就会引起积极的情绪和情感,使其得到身体的照护与精神的呵护,对其身心调适、疾病恢复及生活质量有积极的影响。

三、饮食养生

特禀质人群应根据个体的实际情况制订不同的保健食谱。食物和新鲜蔬果容易引起特禀质人群反复出现过敏症状,特禀质人群可将食入的食物种类、时间与症状发生的时间记录下来,在进食后 12~24 小时发病的,其进食的食物常为致敏食物。新鲜蔬果的大多数过敏物质存在于果皮中,故可在食用前削皮,或于水果切开后在空气中放置一会儿,使致敏性降低。若有过敏者请慎重选择生冷、辛辣、肥甘油腻及各种发物,如荞麦、蚕豆、鹅肉、虾、酒、辣椒、肥肉、海鲜、浓茶、咖啡等。

（一）春季饮食调养

春季养生原则[48]:适量增加甘甜的食物,如山药、红枣、葡萄和香蕉等;同时减少酸味食物的摄入,如柠檬、醋、枇杷和杏等。

1. 山药粥

［制法］ 将干山药片 45~60 克,或鲜山药 100~200 克洗净切片,与粳米 100 克同煮粥。

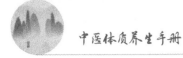
［功效］　健脾补肺,固肾益精。适用于脾虚气弱、食少便溏或腹泻者。

［注意事项］　山药与甘遂不要一起食用,也不可与碱性药物同服。常见的碱性药物,如碳酸氢钠片、氢氧化铝片等。

2. 胡萝卜粥

［制法］　先将胡萝卜 1~2 根洗净切成小丁,煮沸焯水后,与植物油、葱花、姜末等佐料炒后待用。再用粳米 100 克加水煮粥,快熟时,加入炒好的胡萝卜同煮。

［功效］　补肝明目,清热解毒。适用于夜盲症、眼睛干涩者,同时可通便防癌,增加机体免疫力,延年益寿。胡萝卜中的 β 胡萝卜素能有效预防花粉过敏症、过敏性皮炎等过敏反应。

［注意事项］　脾胃虚寒者不宜食用;不宜与酒、白萝卜一起吃。

3. 黄芪灵芝煲(汤)

［制法］　将黄芪、灵芝各 30 克用清水浸泡 30 分钟后放入锅内,再放猪瘦肉 120 克(切丁)及生姜 20 克(去皮),并加入适量的清水,用武火煮沸,撇去浮沫,改用文火,炖至肉熟烂,用盐调味即成。

［功效］　益卫固表,补中益气,补肺益肾,养心安神。可以提高心肌收缩力及呼吸系统免疫能力,增强心肺功能,有效改善睡眠质量。适用于脾胃虚弱患者。

［注意事项］　湿热质者不适合长期食用。

4. 红枣茶

［制法］　红枣 10 枚掰开,水煎服,不宜加糖,每日 3 次。

［功效］　红枣中含有大量抗过敏物质——环磷酸腺苷,可阻止过敏反应的发生。此茶补中益气,养血安神,适用于食欲不佳、乏力腹泻、气血不足、失眠的人群。

［注意事项］　糖尿病患者、患龋齿者不宜食用;不宜与鱼、葱同食;有渴不欲饮、胃脘嘈杂泛酸、恶心厌食、食欲不振等表现者不宜食用;红枣一次的食用量不宜过多,以免引起腹胀。

（二）夏季饮食调养

夏季养生原则:适当增加辛味的食物,如葱、生姜、香菜、芥菜和白萝卜等;同时减少苦味食物的摄入,如苦瓜、橄榄、西柚和苦丁茶等。

1. 薏苡仁绿豆百合粥

［制法］　先将鲜百合 100 克去内膜,加盐轻捏,洗净以去苦味。再将薏苡仁 50 克、绿豆 25 克加水煮至半熟加入百合,文火焖至熟烂,加适量白糖即可。

［功效］　清热解毒,消渴利尿,健脾益胃,补肺清热。具有除湿、消肿、降血脂、抗过敏、抗菌、增加食欲、保肝护肾的功效。适用于面部扁平疣、痤疮、雀斑、皮肤十燥等。

［注意事项］　孕妇及大便秘结者不宜食用。

2. 乌梅粥

［制法］　将乌梅 9 克、土茯苓 5 克、胡颓子叶 10 克煎汤取汁,加入粳米 50 克煮粥。

［功效］　清热解毒,滋阴固表。可以促进胃肠蠕动、增加食欲、消除炎症。

［注意事项］　乌梅忌与猪肉同食,胃酸过多者不宜食用乌梅粥。

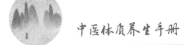

3. 米仁赤豆汤

[制法]　将薏苡仁、赤豆各 30 克,加适量水煮烂,加适量糖,每日服 2 次,连服 1 个月。

[功效]　清热、利水、除湿。薏苡仁、赤豆富含营养物质,是夏季极好的补品,对夏季湿热引起痈肿疔毒、水肿、脚气、腹泻、食欲不振等症状有很好疗效。

[注意事项]　孕妇不宜食用;不宜空腹食用。

4. 绿茶

[制法]　用开水冲泡绿茶,第一泡茶水需倒掉,冲泡好后在 30~60 分钟内喝完,以淡茶为宜。

[功效]　清热解暑,消食化痰。绿茶中含有的儿茶素对部分致病细菌具有抑制效果,同时又不影响胃肠道益生菌群的繁殖,能有效化痰降脂,增进食欲。

[注意事项]　胃寒者不宜多饮,过量会引起肠胃不适;忌用绿茶服药;忌喝隔夜茶;忌空腹喝茶;失眠患者中午过后不宜喝茶。

(三) 秋季饮食调养

秋季养生原则:适当增加酸味食物,同时减少辛辣食物的摄入。

1. 固表粥

[制法]　将乌梅 15 克、黄芪 20 克、当归 12 克放入砂锅中加水煮沸,再改用文火慢煎成浓汁,取出药汁后,再加水煮沸后取汁,加入粳米 100 克熬成粥,加冰糖趁热食用。

[功效]　扶正固表,养血消风。黄芪和乌梅含多种微量元素,有增强机体免疫力、保肝、抗应激、抗菌、抗过敏的作用。适

用于过敏性鼻炎人群。

[注意事项] 感冒发热、齿痛者不宜食用;经期妇女及孕妇产前产后最好不要食用。

2. 黄芪红枣粥

[制法] 将黄芪 30 克、红枣 10 枚一起放入锅内,加水1 000 毫升,熬至 500 毫升,然后加入粳米 50 克,再加水至 1 000毫升,武火煮沸后改用文火慢炖成粥,加入姜、糖搅匀即成,晨起或晚餐服用。

[功效] 补益气血。适用于气血不足者,如中气不足、倦怠无力、心悸怔忡、脸色苍白或萎黄、营养不足、贫血者。

[注意事项] 表实邪盛、气滞湿阻、食积停滞、痈疽初起或溃后热毒尚盛等实证及阴虚阳亢者均禁用。

3. 小麦山药汤

[制法] 将浮小麦 15 克、山药 15 克同煎,取汁 150 毫升,加糖调味,每次饮服 50 毫升,早晚各 1 次。

[功效] 补气敛汗,镇静安神,除热止渴。适用于体虚多汗、舌燥口干、心烦失眠者。

[注意事项] 此粥含有较高的碳水化合物,糖尿病患者不宜过量服用。

4. 脱敏羹

[制法] 将灵芝 10 克、乌梅 10 克、百合 15 克、银耳 6 克一起放入锅内,加水 500 毫升,武火煮沸后改用文火慢炖成羹,放入少许食盐饮服,每日 1 次。

5. 乌龙茶

[制法] 以开水冲泡,当水刚没过茶叶时,立即倒掉茶水,

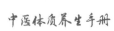

再进第二次水,水量约九成,盖上壶盖,2~3分钟后即可饮用,宜饮淡茶。

［功效］ 清热解毒,生津利尿。乌龙茶中含有大量的茶多酚物质,能有效提高身体对脂肪的代谢能力,具有护肝、提高肝脏解毒功能的功效。另外,茶中含有咖啡因等物质,能促进尿液排出,具有利尿解毒功效。

［注意事项］ 不宜空腹饮用;失眠者中午之后不宜饮茶;忌睡前饮茶;不宜饮冷茶。

(四) 冬季饮食调养

冬季养生原则:适当增加苦味食物,如莲子、杏仁、黑巧克力和苦瓜等;同时减少咸味食物的摄入,如腊肉、咸菜、各类卤味等,以护养心气。

1. 葱白红枣鸡肉粥

［制法］ 将粳米100克、红枣10枚、连骨鸡肉100克洗净,生姜10克切片,香菜10克、葱白5根切末备用。锅中加水适量,放入鸡肉、姜片武火煮沸。然后放入粳米、红枣煮45分钟左右。最后加入葱白、香菜,调味服用。

［功效］ 疏风散寒,通窍。适用于过敏性鼻炎见鼻塞、喷嚏、流清涕者。

［注意事项］ 表虚多汗,症见畏寒、怕冷、头疼清涕、多汗等人群忌服。

2. 牛肉山药粥

［制法］ 将粳米100克、牛肉80克、山药50克洗净。粳米用清水浸泡约30分钟;山药去皮,切成小块备用;牛肉切成肉末,加入姜末、料酒和少许食盐腌制少许时间。再将泡好的

粳米倒入锅中,加入适量的清水煮沸,放入山药后改用文火同煮20分钟。最后放入腌制好的牛肉煮熟,放入葱花调味即可。

［功效］ 冬季食用不仅暖胃,还能提高机体抗病能力。

［注意事项］ 山药与甘遂不要一同食用;也不可与香蕉、苹果、柿子等同服。

3. 姜醋汤

［制法］ 将姜50克、醋半碗、红糖100克一起煮汤,去渣温饮,每次1小杯,每日2~3次。

［功效］ 活血消肿,散寒止痒,促进血液循环,促进炎症吸收,适用于风寒感冒,增加抵抗力。

［注意事项］ 风热感冒,症见发热、出汗、流鼻涕、咳嗽、咽喉肿痛等人群禁用。

4. 红茶

［制法］ 红茶适量,以开水冲泡,盖上壶盖,2~3分钟后即可饮用。

［功效］ 暖胃消食,利尿解毒。红茶属于发酵茶,茶性较温和,刺激性小,能帮助胃肠消化、增进食欲,茶中的咖啡因能促进尿液的排出,以起到利尿解毒的作用。

［注意事项］ 不宜空腹饮用;失眠患者中午之后不宜饮茶,忌睡前饮茶;不宜饮冷茶。

（五）饮食禁忌

特禀质人群宜忌食生冷、辛辣、肥甘油腻及各种发物,如荞麦、蚕豆、鹅肉、虾、酒、辣椒、肥肉、海鲜、浓茶、咖啡等。

四、中医保健方法

(一)穴位按摩

1. **春季：足三里**　　足三里是强壮首选穴(图2-1),可以为滋养脾胃提供大量的气血。脾胃是后天之本,脾胃得到滋养,就可以为全身脏腑提供营养,从而促进阳气的升发,增强机体抵御外邪的能力。

[取穴方法][操作方法]　参考"平和质养生"中"中医保健方法"相关内容。

2. **夏季：合谷**　　合谷属于手阳明大肠经(图2-22),具有开通经络气血和传导的作用,能够通调三焦,激发脏腑经络器官的功能。按揉合谷可将脏腑过盛的火热之邪经体表手阳明经疏散,缓解内部气血阻滞或热邪过盛引发的过敏反应。

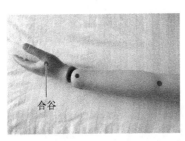

图2-22　合谷

[取穴方法]　以一手的拇指指间关节横纹,放在另一手拇、示指之间的指蹼缘上,当拇指尖下。

[操作方法]　以右手拇指指腹按住左手合谷穴,按揉约3分钟,至有酸胀感,再换左手拇指揉按右手合谷,每日2~3次。

3. **秋季：血海**　　血海是脾经的重要穴位(图2-15),血液在此汇聚。按揉此穴,可以辅助治疗血分的相关疾病,如荨麻疹、湿疹、皮肤瘙痒等过敏性疾病。

[取穴方法][操作方法]　参考"血瘀质养生"中"中医保

健方法"相关内容。

4. 冬季：肺俞 肺俞是足太阳膀胱经的背俞穴之一（图 2-7）。肺俞具有温肺利气、燥湿化痰的功能，可补充人体原动力，适用于痰湿引起的咳嗽痰多、肢体困重者。

［取穴方法］［操作方法］ 参考"痰湿质养生"中"中医保健方法"相关内容。

（二）循经拍打经络

1. 春季：足少阳胆经

［具体方法］ 参考"平和质养生"中"循经拍打经络"相关内容。

［作用］ 春季是万物萌发的阶段，五行属木，对应脏腑为肝脏，春季可做肝脏调理，使气机调畅，气血调和，经络通利，各个器官均活动正常。肝与胆通过经脉的络属构成表里关系。肝与胆在生理、病理上的关系是非常紧密的。肝病常影响及胆，胆病也常影响及肝，在临床上对某些因肝病引起的病变，也常从胆来治疗。《素问·六节脏象论》云："凡十一脏，取决于胆也。"人体胆经中的气血是否通畅、吐盛是决定这一季度人体气血运行正常与否的关键所在。春季拍打胆经，能起到调节肝胆，保持人体阳气正常升发、气血通畅的作用。

2. 夏季：手厥阴心包经

［具体方法］［作用］ 参考"气郁质养生"中"循经拍打经络"相关内容。

3. 秋季：手阳明大肠经

［具体方法］［作用］ 参考"湿热质养生"中"循经拍打经络"相关内容。

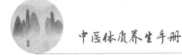
4. 冬季：足太阳膀胱经

［具体方法］［作用］ 参考"湿热质养生"中"循经拍打经络"相关内容。

(三)足浴保健

对于特禀质人群养生来说,四季均可用平胃祛痰汤加减足浴。

平胃祛痰汤

［组成］ 制大黄 15 克,川芎 15 克,香附 15 克,金银花藤 30 克,蛇床子 12 克,陈皮 12 克。

［作用］ 制大黄具有很强的抗感染作用,能够调节免疫、抗炎、解热;川芎具有行气开郁、祛除风燥湿作用;香附可以疏肝解郁、静心安神,能缓解心情烦闷导致的肝气郁结、情绪不佳;金银花藤具有清热解毒、疏风通络的作用。诸药相合,消炎杀菌、行气活血。

五、运动养生

特禀质的形成与先天禀赋有关,可根据各种特禀质的不同特征选择有针对性的运动锻炼项目,逐渐改善体质。但过敏体质应避免于春天或季节交替时长时间在野外锻炼,防止过敏性疾病的发作。

(一)"六字诀"之"吹"字功

此法以养护先天、培补肾精肾气为用,适合特禀质人群。

注意事项

① 做"吹"字口型呼气时,不能让耳朵听到呼吸的声

音,只是想象自己发"吹"字音。② 在酉时(即傍晚5~7点),肾脏功能最强时练习效果更佳。③ 避免春天或季节交替时长时间在野外锻炼,防止过敏性疾病的发作。

(二)捏揉耳法

耳与全身机体密不可分,与耳有联系的经脉有足少阳胆经、足阳明胃经、足太阳膀胱经、手少阳三焦经、手阳明大肠经、手太阳小肠经。耳朵上面分布着很多穴位,也有整个人体反射区。按摩可以促进血液、淋巴循环,调理身体各部及脏腑功能,达到强身健体的目的。此法可改善失眠,防治咽炎、鼻炎等。

操作时,以示指贴于耳郭内层,拇指贴耳郭外层,不分高低凹凸,相对捏揉,如有痛点或不舒服处,可适度增加揉捏次数。也可将双手平展,掌心揉动双耳。揉耳时用力适度,连续操作15~20分钟,以双耳自感发热为度。

注意事项

① 揉耳的频率及手法好坏直接影响到对耳穴刺激的效果,因此要每天坚持耳部的捏揉,以达到治疗及养生的效果。② 揉捏耳部时,力量不宜过大,应循序渐进,避免损伤耳部皮肤。

(三)揉鼻法

鼻是呼吸系统的起始部分,鼻腔内壁具有黏膜和丛毛,黏膜上有丰富的血管网,可以温暖、过滤和湿润进入的空气,有效保

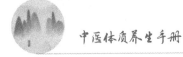

护呼吸系统,同时鼻还是嗅觉器官。中医认为,肺居胸腔,在诸脏腑中,其位最高,故称"华盖"。肺叶娇嫩,不耐寒热,易被邪侵,故又称"娇脏"。肺开窍于鼻,即鼻是肺之门户,为气体出入的孔穴。如肺气调和,则鼻窍通畅,嗅觉敏锐,揉鼻促使鼻部血液循环,使鼻道畅通;可预防感冒、过敏性鼻炎等上呼吸道疾病,以免"娇脏"邪侵[49]。

操作时,首先是揉鼻,双手快速对掌搓擦20次,以右手掌心捂鼻子并旋转揉摩20次,反复3遍。接着是擦鼻,双手鱼际互相摩擦至发热,然后以双手鱼际按于鼻两侧,沿鼻跟至鼻翼外缘中点旁开,鼻唇沟(迎香)处,往返摩擦100下。

注意事项

①坚持锻炼,保证正确运用揉鼻法和揉鼻次数。②揉鼻时,力量适中,应循序渐进。

(四)游泳

游泳可以参考"阴虚质养生"中"运动养生"相关内容。

注意事项

①注意安全,做好热身运动。②游泳时间不可过长,建议在40~50分钟。③忌饭后游泳。

第三章
基本养生功法

第一节　24 式简化太极拳

太极拳是结合阴阳五行、中医经络学、古代导引术和吐纳术形成的一种内外兼修、柔和、缓慢、轻灵、刚柔相济的中国传统养生功法。24 式简化太极拳，也叫简化太极拳，是国家体育总局于 1956 年组织太极拳专家汲取杨氏太极拳之精华编成。太极拳通过形体导引，将意、气、形结合成一体，使人精神和悦、经络气血畅通、脏腑功能旺盛，以达到阴平阳秘的健康状态，是养生调理的推荐功法。

一、功法口诀

① 起势；② 野马分鬃；③ 白鹤亮翅；④ 搂膝拗步；⑤ 手挥琵琶；⑥ 倒卷肱；⑦ 左揽雀尾；⑧ 右揽雀尾；⑨ 单鞭；⑩ 云手；⑪ 单鞭；⑫ 高探马；⑬ 右蹬脚；⑭ 双峰贯耳；⑮ 转身左蹬脚；⑯ 左下势独立；⑰ 右下势独立；⑱ 左右穿梭；⑲ 海底针；⑳ 闪通臂；㉑ 转身搬拦捶；㉒ 如封似闭；㉓ 十字手；㉔ 收势。

太极拳

［动作要领］

1. 心静体松　　"心静"就是在练习太极拳时,思想上应排除一切杂念,不受外界干扰;"体松"指练习时要求全身自然放松,上身要沉肩坠肘,下身要松胯宽腰,以使经脉畅达,气血周流。

2. 圆活连贯　　一是指肢体的连贯。在动作转换过程中,对下肢要以腰带胯,以胯带膝,以膝带足;对上肢要以腰带背,以背带肩,以肩带肘,再以肘带手。二是动作与动作之间的衔接。前一动作的结束就是下一个动作的开始,势与势之间没有间断和停顿。"圆活"是在连贯的基础上的进一步要求,意指活顺、自然。

3. 虚实分明　　练习时要做到运劲如抽丝,迈步似猫行。下肢要分清虚实,随着重心的转移,两足要交替支撑重心,以保持全身平衡;上肢以体现动作主要内容的手臂为实,辅助配合的手臂为虚。总之,虚实不但要互相渗透,还需在意识指导下灵活变化。

4. 呼吸均匀　　呼吸要求深长均匀、自然,徐徐吞吐,要与动作自然配合。一般说吸气时,动作为合,气沉丹田;呼气时,动作为开,气发丹田。

二、注意事项

(1)腿部已有损伤者,不明病因的急性脊柱损伤者,患有脊髓症状者,严重心、脑、肺疾病患者忌练;过于体虚者忌练。

(2)动作姿势要正确规范。动作姿势若不正确,使不该用力的肌群持续紧张,会造成局部肌肉劳损和关节的负荷过重,如屈膝下蹲动作深度过大,就会造成膝部劳损;动作不连贯,造成不应有的停顿,使腿部肌肉持续紧张。

(3)运动量不宜过大,训练强度因人而异,循序渐进,特别是年老体弱者,每次锻炼时间不超过30分钟,可增加间歇次数。

(4)避免在空调密闭的环境中锻炼,不宜在煤烟弥漫、空气污浊的庭院里进行健身锻炼,宜选择公园、广场、树林、花园等环境安静而幽美、空气清新而旷达的场所。

(5)忌过急速成,欲速而不达。要坚持长期练习,建议每周练习3~4次,每次30~40分钟。练习时做好搭桥调息,柔中藏刚,才能使气血顺畅。

(6)衣着宽松,穿衣服不能太紧。宽松的衣裤有益于四肢气血的流通。

第二节　五禽戏

五禽戏是古代传统导引养生功法的代表之一,具有悠久的历史。它是通过模仿五种禽兽——虎、鹿、熊、猿、鸟的动作编创而成的导引功法。模仿动物的功法早在汉代之前就有,如《庄子》中就有"熊经鸟申,为寿而已矣"的记载。此法通过模仿动物不同的形态动作及气势,结合各自的意念活动,能起到舒经通络、强健脏腑、灵活肢体关节的作用。

一、功法口诀

五禽戏

① 预备势;② 虎戏——虎举、虎扑;③ 鹿戏——鹿抵、鹿奔;④ 熊戏——熊运、熊晃;⑤ 猿戏——猿提、猿摘;⑥ 鸟戏——鸟伸、鸟飞;⑦ 引气归元。

［动作要领］

1. 动作到位,气息相随　　练习五禽戏要根据动作的名称含义,做出与之相适应的动作造型,并尽量使动作到位,合乎规范,努力做到"演虎像虎""学熊像熊"。尤其要注意动作的起落、高低、轻重、缓急,做到动作灵活柔和、连贯流畅。并且注意呼吸和动作的协调配合,遵循起吸落呼,开吸合呼,先吸后呼,蓄吸发呼的原则。

2. 以理作意,展现神韵　　练习五禽戏时,要注意揣摩虎、鹿、熊、猿、鸟的习性和神态。通过以理作意,即意想"五禽"之神态,进入"五禽"的意境之中。如练习虎戏时,意想自己是深山中的猛虎,伸展肢体,抓捕食物,有威猛之气势;练鹿戏时,意想自己是原野上的梅花鹿,众鹿抵戏,伸足迈步,轻捷舒展;练熊戏时,意想自己是山林中的黑熊,转腰运腹,步履沉稳,憨态可掬;练猿戏时,意想自己是置身山野的灵猴,轻松活泼、机灵敏捷;练鸟戏时,意想自己是湖边仙鹤,轻盈潇洒,展翅翱翔。

二、注意事项

（1）不明病因的急性脊柱损伤者,患有脊髓症状者,严重心、脑、肺疾病患者忌练;过于体虚者忌练。

（2）五禽戏的练习中,不能用僵劲,须放松下来,使动作变得更加连贯,不会出现僵硬的情况。

（3）排除杂念,运用腹式呼吸,做到上虚下实,克服头重脚轻的问题,让五禽戏动作更灵巧生动。

（4）衣着宽松,穿衣服不能太紧,要尽量穿着宽松衣裤、合适的运动鞋。

第三节　八段锦

八段锦是一套独立而完整的健身功法,起源于北宋,至今共八百多年的历史。古人把这套动作比喻为"锦",意为五颜六色,美而华贵。现代的八段锦在内容与名称上均有所改变,此法分为八段,每段一个动作,故名为"八段锦"。此法以调和阴阳、通理三焦为主旨,以动入静、以静入动、动静皆宜、顺乎五行、发其生机、神奇变化、通和上下、和畅气血、去旧生新、充实五脏、驱外感之诸邪、消内生之百病、补其不足、泻其多余、消长之道、妙用无穷。

一、功法口诀

八段锦

① 两手托天理三焦;② 左右开弓似射雕;③ 调理脾胃须单举;④ 五劳七伤往后瞧;⑤ 摇头摆尾去心火;⑥ 两手攀足固肾腰;⑦ 攒拳怒目增气力;⑧ 背后七颠百病消。

［动作要领］

1. 松静自然　松静自然是练功的基本要领,也是最根本的法则。"松"是指精神与形体两方面的放松。这里的"自然"决不能理解为"听其自然""任其自然",而是指"道法自然"。

2. 准确灵活　"准确"主要是指练功时的姿势与方法要正确,合乎规格。"灵活"是指练习时对动作幅度的大小、姿势的高低、用力的大小、练习的数量、意念的运用、呼吸的调整等,都要根据自身情况灵活掌握。

3. 练养相兼 "练"是指形体运动、呼吸调整与心理调节有机结合的锻炼过程。"养"是通过上述练习,身体出现的轻松舒适、呼吸柔和、意守绵绵的静养状态。

4. 循序渐进 只有经过一段时间和数量的练习,才会做到姿势逐渐工整,方法逐步准确,动作的连贯性与控制能力得到提高,对动作要领的体会不断加深。

二、注意事项

(1)不明病因的急性脊柱损伤者,患有脊髓症状者,严重心、脑、肺疾病患者忌练;过于体虚者忌练。

(2)锻炼时要呼吸新鲜的空气,故应尽量到有新鲜空气的地方。

(3)所穿衣服不能过于紧身,要尽量宽松,以使四肢气血流通。

(4)在练完八段锦之后,不宜吸烟饮酒,不宜马上洗澡,不宜立即下蹲,不宜马上吃饭等。

(5)最好不要间断练习。如果某天因事间断,可以继续练习,只是作用不如连续者好,但也可产生明显的健身作用。

第四节　六字诀

　　六字诀是我国古代流传下来的一种以呼吸吐纳为主的传统健身术,通过六个字诀不同的发音(嘘、呵、呼、呬、吹、嘻)在人体腹腔内产生不同的内压,循经导引,调节全身气血经络和脏腑功能,以达到调理养生的目的。近年来,大量学者对六字诀在肺康复方面的应用做了临床研究,表明六字诀可增强肺功能,提高生活质量。可见,六字诀简单易学,优势特点突出,练习不限场地,是一种易于推广的中医养生功法。

六字诀

一、功法口诀

　　① 预备势;② 嘘字功;③ 呵字功;④ 呼字功;⑤ 呬字功;⑥ 吹字功;⑦ 嘻字功。

　　[动作要领]

　　1. 发音准确,体会气息　　吐气发音是六字诀独特的练功方法,发音的目的在于引导气机。因此,锻炼时,必须按要求校准口形,准确发音。初学时,可采用吐气出声发音的方法,校正口型和发音,以免憋气;在练习熟练后,可以逐渐过渡为吐气轻声发音,渐至匀细柔长,并注意细心体会气息的变化。

　　2. 注意呼吸,用意轻微　　六字诀中的呼吸方法主要是采用逆腹式呼吸。其方法与要领:鼻吸气时,胸腔慢慢扩张,腹部随之微微内收,口呼气时则与此相反。这种呼吸方法使横膈膜升降幅度增大,对人体脏腑产生类似按摩的作用,有利于三焦气机的运行。练习时要注意呼吸,但用意微微,做到吐惟细细,纳惟绵绵,有意无意,绵绵若存,这样方能将形意气息合为一体,以使生命活动得到优化。

3. 动作舒缓,协调配合　　六字诀以呼吸吐纳为主,同时辅以动作导引。通过动作的导引来协调呼吸吐纳发音引动的气息,以促进脏腑的气化活动。因此,练习时要注意将动作与呼吸吐纳、吐气发音协调配合,动作做到松、柔、舒、缓,以顺应呼吸吐纳和吐气发音的匀细柔长的气机变化。

二、注意事项

（1）饱食饥饿、疲倦劳累,或患有严重心脏病、急性传染性疾病和精神病者,不宜练习。

（2）宜选择空气清新、环境幽静之处,保持身心放松,思想安静,专心练习。不宜在恶劣天气练习。

（3）需衣着宽松,穿平底的布鞋或运动鞋,以利于完成动作和促进体内气血流通,保持全身的平衡和膝部的弯曲,练功前摘掉假牙、项链等物品。

（4）如遇身体不适,胸闷、腹痛、头痛或其他症状,应暂时停止练习。

第五节　中华经脉功

　　中华经脉功是一套根据中医学理论,"武""舞"结合的导引动作,配合意念呼吸,疏导经脉,调理脏腑,以养生调病的功法。这套功法是在普及推广中医脏腑经脉腧穴知识的过程中,根据广大群众的需求而创编的。此法按照十二经脉的循行路线和流注次序与任督循环进行编排,每互为阴阳表里的两条经脉为一组,姿势优美大方,表现为经脉循行路线准确,动作如行云流水,一气呵成。以武舞之美,运经脉之神。此法是通过刺激经络穴位来预防、治疗疾病的养生手段。方便易操作、安全"零副作用",助你消除健康隐患,轻松拥有强健体魄。

中华经脉功

一、功法口诀

　　① 预备势;② 手太阴肺经与手阳明大肠经之功法;③ 足阳明胃经与足太阴脾经之功法;④ 手少阴心经与手太阳小肠经之功法;⑤ 足太阳膀胱经与足少阴肾经之功法;⑥ 手厥阴心包经与手少阳三焦经之功法;⑦ 足少阳胆经与足厥阴肝经之功法;⑧ 任督循环之功法;⑨ 收势。

二、注意事项

　　(1) 建议穿宽松舒适的衣裤和防滑的鞋子,选择宽敞、地面平整的场地。

（2）开始之前先热身或做适当的伸展运动,特别是下肢的伸展。关节和膝盖有问题或病变的患者不适宜做。

（3）注意保暖。刚刚疏通完经络,这时候的经络处于开合状态,应注意保暖。如直接吹空调,将会导致寒气瞬间闭合经络,寒邪侵入人体内。

（4）不宜喝冰水、食冷饮。同理,冰水、冷饮在经络开合状态下,都容易使寒气侵入机体,甚至出现腹泻情况,因此,一切寒凉之品都应避免。

（5）注意避风,尤其头部。风为百病之长,风邪易袭阳位,即头部,并且特别喜欢挟诸邪侵袭人体。

主要参考文献

［1］ 王琦.中医体质学［M］.北京：人民卫生出版社,2009：2.

［2］ 王琦,李英帅,刘铜华.《黄帝内经》的体质养生思想［J］.中华中医药杂志,2011,26(10)：2199－2202.

［3］ 马晓峰.中医体质学术发展史及中西医学体质学说比较研究［D］.北京：北京中医药大学,2008.

［4］ 王琦,王睿林,李英帅.中医体质学学科发展述评［J］.中华中医药杂志,2007,22(9)：627－630.

［5］ 胡艳,王济,李玲孺,等.中医体质学的发展及其在治未病领域的实践［J］.中国医药导刊,2019,21(7)：437－441.

［6］ 阮剑虹,沈晓红,高成璐,等.浅谈中医体质学说［J］.辽宁中医药大学学报,2008,10(6)：18－20.

［7］ 梁丽萍,张淑丽,郭峰.中医体质浅说［J］.中国现代药物应用,2014,8(21)：218.

［8］ 刘亚平.中医体质分类的文献比较研究［D］.太原：山西中医药大学,2018.

［9］ 李平.探讨《内经》对人类体质的归纳分类［J］.中国民族民间医药,2012,21(8)：29,30.

［10］ 张永前.中医体质学的中医哲学"辨证法"内涵探讨［J］.

中医研究,2014,27(12):7,8.

[11] 中国中医药学会.中医体质分类与判定(ZYYXH/T157－2009)[J].世界中西医结合杂志,2009,4(4):303,304.

[12] 王琦.中国人的九种体质[J].党政干部文摘,2009,9:47,48.

[13] 王琦.养生须先辨清个人体质[J].晚霞,2018,17:63.

[14] 钟小文,黄华聪,任小红,等.1034例大学生中医体质成因分析及调养方法[J].中国民族民间医药,2019,28(17):8－10.

[15] 王琦,朱燕波.中国一般人群中医体质流行病学调查——基于全国9省市21 948例流行病学调查数据[J].中华中医药杂志,2009,24(1):7－12.

[16] 任永红,朱治铭,杨佳.中医健康管理中老年人生活习惯与中医体质关系的调查分析[J].宁夏医学杂志,2019,41(11):1033－1034.

[17] 金仲品.调整室温保健康[J].药物与人,2000,13(2):92.

[18] 李海,林嬿钊,杨志敏,等.生活工作环境对中医体质类型影响的Logistic回归分析[J].河南中医,2016,36(1):123－125.

[19] 蔡玥,孟群,王才有,等.2015、2020年我国居民预期寿命测算及影响因素分析[J].中国卫生统计,2016,33(1):2－4,8.

[20] 刘革.论东汉华佗五禽戏的养生机理[J].河南大学学报(社会科学版),2008,48(5):174－177.

［21］ 林飞."五禽戏"的养生保健作用及其应用研究［D］.南京：南京中医药大学,2010.

［22］ 程晓菲,代金刚.五禽戏现代研究进展［J］.河南中医,2018,38(1)：151－154.

［23］ 任超学,高新友,刘新荣.健身气功锻炼对中老年女性心血管机能的影响［J］.西安体育学院学报,2016,33(1)：101－106.

［24］ 李兴海.健身气功·五禽戏对Ⅱ型糖尿病患者血液流变性研究的研究［J］.辽宁师范大学学报(自然科学版),2007,30(3)：369－371.

［25］ 卞伯高,潘华山,冯毅翀.健身气功五禽戏对中老年人心血管功能的影响效果研究［J］.广州中医药大学学报,2013,30(1)：26－29.

［26］ 林红,黄世均.健身气功五禽戏对老年高血压患者康复的促进作用［J］.中国老年学杂志,2013,33(7)：1645－1647.

［27］ Sang Q X. Effect of "wuqinxi" exercise on antioxidant status,intestine Bacillus acidophilus, Lactobacillus casei and Bacillus bifidus in obese old people［J］. Journal of Medicinal Plant Research, 2011, 5(11)：2445－2447.

［28］ 黄忠杰.痰湿质的养生方案研究与探讨［D］.南京：南京中医药大学,2012.

［29］ 杨继鹏,刘璟莹,吕纹良,等.健身气功八段锦治疗2型糖尿病疗效的 Meta 分析［J］.中华中医药杂志,2015,30(4)：1307－1309.

［30］ 林秋,鄢行辉.健身八段锦对老年高血压患者康复的促进作用［J］.中国老年学杂志,2017,37(12)：3024－3026.

［31］ 陈万睿,陈婧.太极拳和健身气功八段锦对中老年血脂及生活质量的影响［J］.中国老年学杂志,2015,35(19)：5612,5613.

［32］ 张捷,章文雯,沈慧.习练八段锦对广泛性焦虑症临床疗效的影响［J］.中国运动医学杂志,2016,35(3)：231－233.

［33］ 刘瑜,杨秋茹,侯英荣,等.健康教育在湿热质干预中的应用［J］.中医临床研究,2016,8(32)：130－132.

［34］ 袁卓珺.王琦教授关于阳虚质、阴虚质的调体方法［J］.中华中医药学刊,2012,30(10)：2187－2189.

［35］ 白睿鑫.阴虚质与阳虚质的四季养生方略［A］//中华中医药学会第八届中医体质研讨会暨中医健康状态认知与体质辨识研究论坛论文集［C］,2010：236－239.

［36］ 孙颂歌,马万千,邱新萍.马万千老中医基于体质辨识运用食疗方治疗便秘临床经验总结［J］.世界中医药,2018,13(10)：2540－2542.

［37］ 陈瑞英.高血压阴虚质患者中医调护效果分析［J］.齐齐哈尔医学院学报,2016,37(32)：4101－4103.

［38］ 夏丽娜.基于《黄帝内经》"咸走血"探讨长期过食咸味致血瘀质形成的中医机理［J］.中国中医基础医学杂志,2017,23(2)：215.

［39］ 朱晓平.《中国药膳大辞典》《中医食疗方全录》中文献来源、药膳食疗常用中药应用情况研究［D］.扬州：扬州大

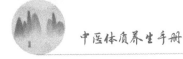
学,2006.

[40] 杨殿兴.四川省中医养生保健手册[M].北京:中国中医药出版社,2009:3.

[41] 李其忠.气郁质的日常养生[N].上海中医药报,2016 - 11 - 11.

[42] 何清湖.按体质来养生[N].中国中医药报,2017 - 03 - 27.

[43] 涂少女,刘建武,涂敏,等.浅谈气郁质女性养生[J].江西中医药,2018,49(2):10 - 12.

[44] 张金鑫,侯献兵,赵辉,等.从科普角度谈四季养生理论初探[J].中医临床研究,2018,10(29):7 - 9.

[45] 邓艳华,周建扬,陈璐佳.中药足浴联合西药治疗气郁质失眠临床研究[J].新中医,2018,50(11):71 - 74.

[46] 方森,陈燕.中医情志护理对气郁质老年人健康干预的研究进展[J].全科护理,2017,15(32):3993 - 3996.

[47] 胡冰.昆明地区中医体质与现代人格心理学相关性的初步研究[D].昆明:云南中医学院,2017.

[48] 杨思进,胡春申.老年实用养生学[M].北京:中国医药科技出版社,2013:257.

[49] 姜之炎,刘俊俊,石李,等.运脾化痰通窍方联合鼻部按摩治疗儿童腺样体肥大的临床疗效及免疫调节作用[J].南京中医药大学学报,2018,34(1):42 - 46.